신비의 천연항생물질
프로폴리스 요법

신비의 천연 항생물질

현대의 난치병을
프로폴리스가 치유하는 이유

프로폴리스 요법

프로폴리스 라이프 엮음

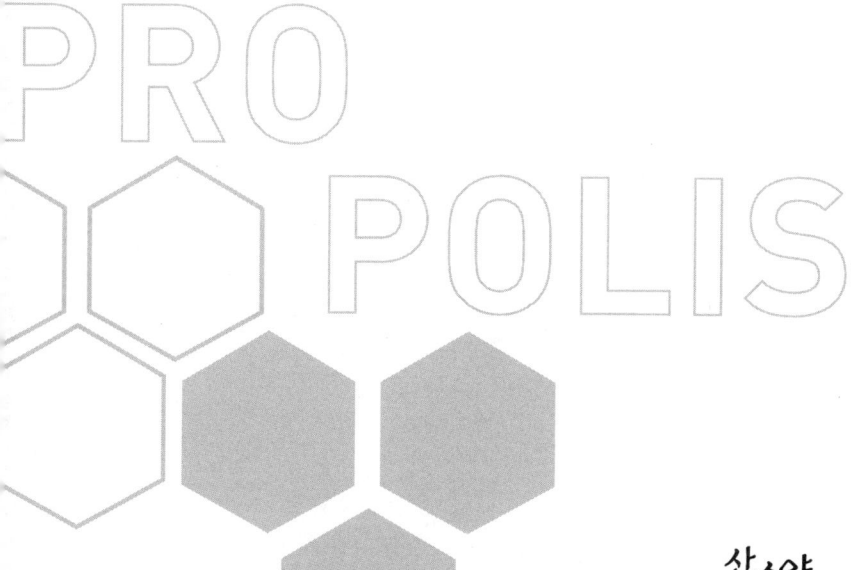

산수야

머리말

우리가 살고 있는 지구의 자연환경이 날로 악화되고, 공기와 물의 오염이 심각해지면서 인체의 균형도 깨지고 있다. 우리는 스스로 건강하다고 생각하지만 심각한 환경오염의 영향을 받는 우리 몸은 어딘가 나쁜 곳이 생겨나기 마련이다.

벌집에서 추출한 신비의 천연항생물질인 프로폴리스는 이러한 때에 당신에게 건강이라는 축복을 선물할 것이다. 그만큼 프로폴리스에는 우리가 알지 못하는 여러 가지 기적 같은 효능과 밝혀지지 않은 많은 성분이 존재하기 때문이다.

우리의 삶에서 중요하게 생각하는 것 중 하나가 건강하게 사는 것이다. 그리고 삶의 질을 높이는 것이다. 건강한 사람은 건강을 계속 유지해야 하고, 이상이 있는 사람은 반드시 치료하여 회복을 바란다.

꿀벌이 만들어낸 금세기 최후의 건강식품이라 일컬어지는 프로폴리스는 전 세계적으로 활발한 연구 중에 있다. 특히 1990

년 9월 일본에서 개최된 제50회 일본 암학회에서 「프로폴리스에서 암세포를 죽이는 물질을 찾아냈다」는 발표로 업계와 학계는 물론 일반인도 지대한 관심을 갖게 되었다. 그리고 다음해 위암, 간암, 폐암에 효과가 있다는 발표로 더욱 관심이 고조되고 있다.

그렇다면 과연 프로폴리스는 무엇일까?

프로폴리스는 몸속의 통증을 경감시키는 천연항생제이며, 내복 및 외용제로 면역증진 효과, 항암 효과, 항박테리아 및 바이러스, 위궤양에 대한 효과, 진통 효과, 혈압강화 및 혈당 유지 효과, 심장 혈관 효과, 구강 보호 효과 등 크게 8가지로 그 효능을 나눌 수 있다. 이외에도 의학계의 연구가 활발하게 진행되고 있다.

벌들은 프로폴리스를 벌집 내부의 소독과 살균작용에 사용하기 때문에 벌집 안은 매우 청결하고 무균상태를 유지한다. 그래서 프로폴리스를 천연항생물질이라 부른다.

또한 프로폴리스는 유기산, 아미노산, 정유, 화분, 비타민, 미네랄 등과 복합적인 천연성분이 더 포함되어 있어 식물의 생명체를 응축한 것이라 할 수 있다. 이들 성분 중에 여러 가지 치료 효과를 발휘하는 성분은 플라보노이드다. 플라보노이드는 식물의 여러 부분에 함유되어 있는 노란 색소 전체를 말하며, 현재까지 발견된 것은 500~2,000 종에 달한다.

이와 같이 지금까지 밝혀진 성분들에 의해 프로폴리스는 분당의 병원에서는 갑상선질환의 수술에 사용하며, 대학의 한방병원에서는 류머티스 관절염 치료에 권하며, 순천의 병원에서는 자궁암 치료에 사용하고 있다.

건강을 지키기 위해서는 많은 것을 알아야 한다. 특히 프로폴리스에 관해 이 책을 읽으시는 분들의 궁금증에 도움이 되기 원한다. 여러 가지 임상사례와 내용을 통해 고대로부터 전해져 오는 프로폴리스에 관하여 자세히 알고, 더 나아가 자신의 건강과 이웃의 건강을 지키는 지름길로 나아가길 바란다.

천연항생제 프로폴리스

프 로 폴 리 스 란   무 엇 인 가 ?

프로폴리스는 꿀벌들이 생존하고 번식하기 위하여 여러 가지 식물에서 채취한 수지樹脂 등의 물질에 꿀벌의 타액과 효소를 혼합하여 만든 물질이다.

꿀벌들은 이렇게 만들어진 프로폴리스를 벌통이나 벌집의 틈에 발라 병균이나 바이러스 및 말벌이나 쥐 같은 외적들을 방어하고, 유충의 산란과 성장, 그리고 식량인 꿀이 적절히 숙성되고 보관하기에 최적의 위생상태를 유지하게 한다.

프로폴리스를 인체에 활용할 경우 세포의 부활과 성장을 촉진하고, 활성산소의 제거를 통해 세포의 손상과 각종 질병의 발병을 막아주며, 면역력과 자연치유력을 증강시켜 건강을 유지하고 저항력을 키워준다.

지구상의 모든 생명체는 자신의 생명을 유지하기 위한 기능을 지니고 있다. 인체에 침입한 세균을 물리치기 위해 백혈구가 존재하듯, 식물에도 자신의 생명을 유지, 발전시키기 위하여 스스로 분비되는 물질이 있는데 이것이 바로 수지樹脂다.

우리가 산에 올랐을 때 상처가 있는 나무에서 볼 수 있는 하얀 분비물이나 송진 같은 물질이 수지다. 수지는 항바이러스싱 천연물질로 꿀벌들은 이것으로 자신을 해충 바이러스로부터 지키는 지혜를 수 천년 전에 이미 터득하고 있었다.

그러나 이 수지를 프로폴리스라고 하진 않는다. 수지만을 전문적으로 수집하는 노련한 벌이 끈적끈적한 점액질의 물질을 뒷다리에 붙여 벌집으로 돌아온 뒤 3시간 내지 4시간에 걸쳐 떼어내서 자신의 침을 섞어 씹었을 때 비로소 프로폴리스가 된다.

꿀벌이 만들어 내는 산물에는 벌꿀과 로얄제리, 그리고 프로폴리스가 있다. 벌꿀은 말할 것도 없고, 로얄제리에 대한 여러 가지 효능은 이미 잘 알려져 있다. 그러나 로얄제리보다 효능이 탁월한 것이 프로폴리스다.

프로폴리스는 암, 당뇨, 혈압, 염증 등 각종 질병에 있어 개별적인 효능도 뛰어나지만 무엇보다 인체의 고유한 기능과 밸런스를 정상적으로 복원하여 스스로 최적의 건강상태를 유지하고 질병에 저항하며, 질병을 치유할 수 있는 능력을 키워준다는 데 더욱 큰 의미가 있다.

프 로 폴 리 스 의   적 용 사 례

이슬람교의 경전인 코란에는 시체 해부 및 소독에 프로폴리스를 사용한다고 기록되어 있다. 기원 전 300년경 이집트에서 프로폴리스를 사용했다는 기록과 수술을 한 뒤 화농방지제로 프로폴리스를 사용했다는 기록을 통해 볼 때, 아주 오랜 옛날 우리 인류는 프로폴리스를 사용할 줄 아는 지혜를 터득했음을 알 수 있다.

동양 최고의 의서인 동의보감에는 노봉방露蜂房이라는 이름으로 지금의 프로폴리스를 소개하고 있는데 해소 천식에 사용한다고 알려져 있다.

서기 1,600년 잉카제국은 스페인에 의해 점령됐는데, 프로폴리스가 화농방지 및 해열제로서 이미 사용되고 있었다. 남아프리카의 보어전쟁영국과 보어인과의 전쟁에서는 프로폴리스에 와세린을 섞어 100명의 병사들에게 사용한 바, 프로폴리스 와세린이라는 이름으로 불려져 대단한 효과를 보았다.

이후 1세기동안 프로폴리스는 역사에서 사라졌다가 1965년 레미 쇼방이라는 프랑스의 의학박사에 의해 재발견되었다. 당시 유럽에서는 인공항생물질이 처음에는 효과가 있다가 지속적이지 못하다는 것을 알게 되었다. 그래서 천연항생물질 대두가 여론화되어 프로폴리스가 재조명 받게 된 것이다.

쇼방 박사는 곤충에 붙어있는 세균을 연구하던 중, 꿀벌의 몸에는 박테리아가 없음을 발견했고, 벌집 또한 무균 상태인 것에 더욱 놀라게 된다. 쇼방 박사의 연구발표를 신문을 통해 알게 된 양봉가 아아가드가 그 효능을 확신하게 된 것은 1976년 6월이었다.

아아가드는 인후염에도 불구하고 외출 후 염증이 심하여 40도의 고열에 시달렸다. 고열을 겪던 중 쇼방 박사의 신문발표가 떠올라 프로폴리스로 양치질을 했더니 금새 열이 내려가고, 인후염이 좋아졌다는 사실에 스스로 놀라게 된다. 경험을 통해 프로폴리스의 위력을 알게 된 그는, 병원과 협력하여 1만6천 명의 환자에게 프로폴리스를 투약한 결과 치료효과를 확신하게 되었다.

벌 이 활 용 하 는 프 로 폴 리 스

우연히 벌통에 들어가 벌에게 쏘여 죽은 다람쥐가 2년 간이나 썩지 않고 그대로 있는 것이 발견되었다. 다람쥐가 죽었는데 2년 동안 썩지 않고 마치 살아있는 것처럼 그 모습 그대로 남아 있었던 비밀은 무엇인가?

학자들이 밝혀낸 비밀은 바로 벌들이 가진 특별한 물질인 프로폴리스 때문이었다. 또한 프로폴리스로 밀봉된 벌집은 각종 병원균과 박테리아, 바이러스 등으로부터 오염되지 않는 것은 물론 갖가지 병충해와 방사선으로부터 안전하게 보호된다.

실제로 프로폴리스가 없다면, 하루에도 수만 마리의 벌들이 왕래하는 벌집 입구는 쉽게 오염될 수 있는 장소이다. 그러나 입구의 통로 안쪽을 프로폴리스로 마감함으로써, 출입시 자연스럽게 소독 살균되는 효과를 얻는다. 따라서 벌통 하나에만 무려 10만 마리 이상의 벌들이 함께 생활하지만 박테리아를 찾아볼 수가 없다.

알과 애벌레를 보호하는 데도 프로폴리스가 사용된다. 프로폴리스는 애벌레가 성장하는 동안 먹을 음식이 상하지 않도록 보호해주는 역할도 한다. 이처럼 프로폴리스는 벌꿀과 밀랍의 도시인 벌집을 지구상에서 가장 안전하고 깨끗한 공간으로 만들고 있다.

프 로 폴 리 스 의   어 원 과   역 사

프로폴리스propolis는 pro와 polis의 합성어로 구성되어 있다. Pro는 '앞', 또는 '앞에서 방어하다' 라는 뜻이고, Polis는 '도시city' 라는 뜻이다. 따라서 Propolis는 '도시국가를 외부의 적으로부터 수호한다' 라는 의미가 된다. 여기서 도시는 물론 벌집을 의미한다.

인류와 꿀벌의 관계를 알 수 있는 가장 오래된 기록은 기원전 7,000년경 고대 이집트의 부조와 동굴벽화에서 찾을 수 있다. 서기에는 사람이 꿀벌 둥지에서 꿀을 채취하는 장면이 그려져 있다. 이 시대에는 프로폴리스의 부패 방지효과가 이미 알려져 미이라를 만들 때 방부제로 사용했다.

프로폴리스의 민간요법은 지금으로부터 2,700년 전 이미 메소포타미아 지방에서 시행된 기록이 비문에 남아있다. 그리고 히포크라테스는 상처나 궤양을 치료하는데 프로폴리스를 이용하도록 권장했다.

양봉가이기도 했던 그리스의 철학자 아리스토텔레스BC384~322는 그의 저서 「동물지動物誌」에 프로폴리스에 대하여 다음과 같이 기록하고 있다.

"청결한 빈 상자를 꿀벌에게 주면 다양한 종류의 꽃 즙액이나 버드나무, 느릅나무 등과 같이 진樹脂이 있는 수목에서 나오는 수액樹液을 채취해 집을 만든다. 다른 동물의 침입을 방지하기 위하여 물질을 바닥 전체에 칠한다."

양봉가들은 이것을 콘모시스초칠; 初漆라 부르고 있다. 고대 로마의 장군으로 식물학자이기도 했던 프리니우스23~79년는 「박물지博物誌」에 체내에 들어간 가시는 프로폴리스로 꺼내고, 피부가 붓거나 딱딱해진 부분도 부드럽게 하며, 통증도 진정시킨다고 기록하고 있다.

또한 로마황제 네로 시절 디오스코리데스가 저술한 「희랍본초」에는 약용 식물학으로써 다음과 같이 프로폴리스가 소개되어 있다.

"황색의 끈끈한 벌꿀은 좋은 냄새가 난다. 건조해도 부드러움을 간직하며, 발랐을 때는 유향과 같이 은은하다"라는 내용과 함께 프로폴리스의 응용이 적혀 있다.

"그것은 특히 따뜻하고 끈끈한 작용이 있어 가시나 열편裂片 등을 뺄 때도 도움이 된다. 훈증에 사용하면 기침을 멈추게 하고 바르면 태선苔蘚이 사라진다. 그것은 벌집의 입구 부근에서 볼 수 있으며, 그 성질은 랍蠟과 비슷하다."

본초강목에도 밀랍 얘기가 있지만, 같은 시기약 2천년 전의 옛날에 동양과 서양에서 꿀벌의 산물에 약효가 있음이 소개되어 있다.

이와 같이 프로폴리스는 기원전의 시기에서부터 유럽을 중심으로 하여 지속적으로 의료용으로 활용되고 있었음을 알 수 있다. 이러한 전통에 따라 유럽에서는 프로폴리스의 항균성과 진통성 등 많은 약리작용이 인정되어 민간에서 활용했다. 특히 동구권에서는 피부종양, 사마귀, 여드름, 습진과 무좀, 궤양성 염증, 방사선 치료 등에 적극적으로 활용되고, 구 소련에서는 폐결핵환자를 치료했다.

이처럼 폭넓게 활용되던 프로폴리스는 페니실린 발명1928을 비롯한 신약의 비약적인 발전으로 잠시 위축되었다가 부작용이 없는 천연항생제로 다시 각광을 받게 되었다.

프 로 폴 리 스 의   구 성 성 분

프로폴리스에 함유된 물질에 대한 연구는 동유럽의 꿀벌 연구가들에 의해 오래 전에 시작되었다. 또한 일본의 국립예방위생연구소와 각 대학의 의학부와 연구기관에 의해 진행되었다. 이러한

연구 속에 자주 인용되는 것은 독일 킬대학의 하브스텐 교수가
발표한 것이다.

50~55%　진류방향성 발삼류 수지

30~40%　밀납

5~10%　화분의 에스텔류, 유지, 아미노산, 유기산, 회분, 철,
구리, 망간, 아연, 피톤치드, 비타민 B복합체, 비타민 E, C, H, 프
로비타민 A, 플라보노이드, 항생물질, 효소

이것은 대강의 분류에 불과하다. 프로폴리스에는 많은 종류의
물질이 함유되어 있다. 1969년 최첨단 분석기를 사용한 결과,
104종의 성분이 함유되어 있다는 연구가 발표되었다. 그 중에서
도 유기물과 미네랄 성분이 풍부한 것으로 나타났다.

프로폴리스는 세포대사에 중요한 역할을 하는 미네랄과 비타
민류, 아미노산, 지방, 유기산, 그리고 플라보노이드의 함유률이
높다. 이런 물질들이 프로폴리스의 건강증진과 갖가지 치료작용
등의 의학적 효과의 원천이라는 연구보고가 있으며, 성분 중에는
항암작용을 하는 테르펜류가 여러 종류 함유되어 있다.

프로폴리스의 효능

프로폴리스는 우리의 몸에 유익하고 광범위한 작용을 한다. 특히 프로폴리스에 대한 관심이 집중되는 것은 항암작용이다. 항암작용은 여러 가지 작용이 복합적으로 일어나 상승효과를 나타내는 것으로 알려지고 있다. 일본의 의학박사 마에다는 그의 저서 「프로폴리스로 난치병을 극복하다」에서 프로폴리스는 다음과 같은 효능이 있음을 증명한 바 있다.

- 항균·항염증작용
- 진정작용
- 면역부활작용
- 세포막 강화작용
- 항히스타민작용
- 골석회화작용

- 항암·살암작용
- 조직재생작용
- 활성산소 제거작용
- 백혈구 증가작용
- 혈관강화작용

추출 또는 정제되기 전의 원괴형태의 프로폴리스는 수지樹脂 50%, 밀랍 30%, 정유 8~10%, 꽃가루 5%, 각종 유기물질 5% 등으로 구성되어 있다. 각종 질환을 치료하고 건강을 증진시키는 효능을 가진 세부적인 성분 중 가장 중요한 것은 플라보노이드다. 수천 가지의 종류가 있는 것으로 알려진 플라보노이드 중 백여 가지 성분이 프로폴리스에 함유되어 있다.

플 라 보 노 이 드 의   생 화 학 적 작 용

플라보노이드는 식물의 여러 부분에 함유되어 있는 노란 색소 전체를 말하며 현재까지 발견된 것은 500~2,000종에 달한다. 플라보노이드는 인체에 유효한 역할을 하지만 한 종류만으로는 안 된다. 프로폴리스에는 약 100여종에 달하는 플라보노이드가 함유되어 있다.

프로폴리스의 주요 효과가 플라보노이드 성분에 의한다는 사실이 세상에 공표된 것은 1980년 '플라보노이드가 풍부하게 함유되어 있는 프로폴리스' 라는 내용이 국제 프로폴리스 심포지엄의 주제로 채택되면서부터다. 이 심포지엄에서 발표된 플라보노이드의 생화학적작용을 보면 다음과 같다.

1. 포도상구균, 대장균, 디프테리아균, 기타 곰팡이균 등에 대한 증식저해활성을 유도한다.

2. 세포막 강화·활성작용으로 상처와 조직재생력이 뛰어나고 세포신진대사를 활발하게 한다.

3. 항알레르기작용으로 독성을 방지하며, 알레르기 원인이 되는 알레르겐을 원천적으로 봉쇄하고, 알레르기 과잉반응·비염, 아토피, 천식, 유행성결막염을 억제한다.

4. 인터페론 생성을 촉진, 면역력을 강화시키는 작용을 한다.

5. 생체 내 에너지 생산에 유익한 효소반응을 증진시킨다.

6. 유해산소에 의한 과산화 반응을 억제시킨다.

7. 통증, 소염 물질을 억제하는 항염증작용을 발휘한다.

8. 혈관 강화를 통해 혈관벽의 강화를 방지한다.

9. 조혈과 혈행개선 작용으로 혈액을 깨끗이 하여 흐름을 좋게 한다.

10. 테르펜계 물질이나 플라보노이드 작용에 의해 암세포만을 선택적으로 제거하는 살암殺癌작용을 한다.

11. 활성산소를 중화시킴으로써 항암효과를 높이고, 항암제 투약이나 방사선 치료에 따른 부작용을 경감시킨다.

12. 스트레스, 환경오염, 약물피해 등으로 상처받은 인체의 유전자를 원상태로 회복시키며, 유전자 손상을 막는다.

propolis **002**

재발견되는
프로폴리스의 효과

재 발 견 되 는   프 로 폴 리 스

덴마크의 아아가드의 조사에 의하면 1974년까지 약 50,000명이 프로폴리스를 이용하여 암 또는 성인병을 고쳤으며, 동독이나 스칸디나비아에서는 17,000명이 암 또는 성인병을 치료했다.

그 중 독일 브레멘의 킨디 오신은 우리가 알고 있는 병원 치료법을 중지하고 프로폴리스를 사용하여 암을 고쳤다. 그는 1969년 암 선고를 받고 36회나 방사선 치료를 했지만 회복되지 않았다. 유동식으로 68kg이던 체중은 54kg까지 줄고 입안에는 새로운 궤양까지 생겼다. 8개월 동안 치료를 지속했지만 효과가 없어 수술이 결정되었다. 이 때 프로폴리스가 좋다는 얘기를 듣고 수

술 예정 6일전부터 프로폴리스를 마시기 시작했다. 수술 당일에는 입안의 궤양이 모두 나았으며, 의사는 그 부분을 검사하고 수술할 필요가 없다는 것을 확인했다.

항 균 · 살 균 작 용 효 과

프로폴리스의 대표적인 효과로 항균과 살균작용을 꼽을 수 있다. 이는 많은 벌들이 모여 사는 벌집이 무균상태라는 것에서 알 수 있다. 특히 프로폴리스에 관한 연구에 관심을 가지는 것은 항균작용이다. 그만큼 프로폴리스의 항균성분은 탁월하다. 상처가 곪거나 음식물이 썩는 것을 방지하는 프로폴리스는 고대에는 미이라를 만드는 데 사용되었고, 전쟁터에서는 군사들의 필수품으로 사용되었다.

지금까지 알려진 자료에 의하면 프로폴리스는 포도구균 등의 증식 저해활성이 강하고 곰팡이류나 대장균 등에도 저해활성을 지닌다는 사실이 알려져 있다. 또 외국 문헌에는 페니실린이나 스트렙토마이신 같은 항생물질의 작용을 증강하는 사례도 소개되어 있다. 그 밖의 연구자료에는 디프테리아균이나 결핵균에 항균성을 지닌 성분이 함유되었다는 보고가 있다.

간장의 건강상태를 나타내는 GOT, GPT의 수치와 B형과 C형의 간염치료에 개선효과가 있음은 일본에서 체험되었다.

면 역 증 진 효 과

프로폴리스는 인체가 가지고 있는 면역력을 증강시켜 질병이 발생했을 때 스스로 치유할 수 있는 능력을 발휘하도록 한다. 또한 질병을 사전에 예방하여 건강한 상태를 지속적으로 유지할 수 있게 한다.

1993년에 있었던 한 연구에 따르면 프로폴리스 추출물이 인간의 면역체계와 연관된 대형 살균소청소세포의 활성을 일으킨다는 것을 알 수 있다. 1988년 미국, 폴란드 합동연구팀은 예방 접종을 한 쥐들의 체내에서 항체형성을 도와주는 프로폴리스의 능력에 대해 연구했다. 프로폴리스 추출물을 투여한 쥐의 항체 생성 세포가 대조군보다 3배나 많은 것으로 나타났다.

또한 체내에서 유해한 세포를 파괴하는 NK세포Natural Killer를 증가시키는 것으로 밝혀졌다. 이러한 효능에 따라 최근에는 후천성면역결핍증AIDS에도 프로폴리스를 적용시키려는 연구가 활발하게 진행되고 있다.

1998년 한 연구에 따르면 대표적인 활성산소 억제 및 노화 방지제인 비타민 E와 비교했을 때 프로폴리스가 더 뚜렷한 노화 방지 효과를 나타냈다.

항 암 효 과

프로폴리스의 항암효과는 최근의 연구에 의해 밝혀진 것으로 가장 중요한 효능 중 하나이다. 1985년 제30차 세계양봉대회에서 프로폴리스의 항암효과에 대해 발표된 이후 이와 관련된 많은 연구와 실험이 이루어져 프로폴리스의 항암효과를 과학적으로 입증하고 있다.

특히 현재 세계 프로폴리스 연구와 시장을 주도하고 있는 일본의 경우 프로폴리스로 암을 치료한 임상사례가 지속적으로 발표되고 있으며, 기존의 항암치료 효과를 높이고 부작용을 감소시키는 효능도 탁월한 것으로 밝혀지고 있다.

프로폴리스의 항암효과에 관한 연구들은 프로폴리스가 활성산소를 제거하고 인체의 면역력을 증가시킴으로써 암이 발병할 수 있는 인자를 원천적으로 제거한다는 것 외에 구체적으로 암세포의 성장을 억제하고 사멸시키는 성분을 다량 함유하고 있다는 것을 밝혀주고 있다.

특히 프로폴리스는 부작용을 수반하는 기존의 항암제와는 달리 건강한 세포에는 작용하지 않고 암세포에만 효능을 나타냄으로써 부작용이 전혀 없는 것이 특징이다. 또한 이들 성분들이 암세포에 개별적으로 작용하여 효과를 나타내는 것과 함께 프로폴리스가 가진 모든 성분들이 종합적으로 효능을 발휘하여 인체가 보유하고 있는 항암기능인 NK세포 기능을 활성화시키고 암에 대한 면역력을 강화하여 치료효과를 높이는 점이 더욱 중요한 것으로 평가되고 있다.

프로폴리스는 항암치료와 함께 병용할 경우 치료 및 회복 속도가 빨라지고, 탈모, 구내염, 혈소판 파괴 등 항암치료의 부작용이 현저하게 줄어드는 효과가 있다.

항 박 테 리 아 (인 플 루 엔 자)   및   바 이 러 스

감기나 인플루엔자와 같이 박테리아와 바이러스 감염으로 인한 증상은 현대의학에서는 마땅한 치료제가 없는 분야다. 증상을 완화시키는 약물을 처방할 뿐이지만 프로폴리스는 이 부분에 대해서도 탁월한 효능을 발휘한다.

인플루엔자를 감염시킨 쥐들을 대상으로 한 실험에서 아무런 치료를 받지 않은 쥐는 5일 이내에 죽은 반면, 감염 이전에 프로폴리스 추출물을 복용한 쥐들은 40%의 생존율을 보였고, 주사로 투여 받은 쥐들은 60%의 생존율을 나타냈다. 불가리아 연구가들은 프로폴리스의 이러한 방어효과가 대식세포 활동의 활성화에 기인한다고 믿고 있다.

위염과 위궤양

프로폴리스는 위염과 위궤양의 원인균인 헬리코박터 파이로리균의 증식을 억제시킨다. 러시아와 오스트리아에서는 프로폴리스가 대표적인 위궤양 치료제로 사용되고, 기타 구강궤양, 소화궤양, 궤양성 대장염에도 큰 효과가 있다고 알려져 있다.

우리나라에서도 2002년 한·일 자연의학 심포지엄에서 강원대 권명상 교수는 프로폴리스가 위염과 위암 유발인자로 알려진 헬리코박터 파이로리균을 억제한다는 연구논문을 발표했다.

당뇨병

췌장의 베타세포는 인슐린을 분비한다. 그런데 바이러스가 염증을 일으켜 베타세포가 파괴되고 인슐린의 생산저하를 초래하여 당뇨병이 된다.

프로폴리스에 있는 ATP 에네르기 물질이 필요 이상의 당분 섭취를 억제해 인슐린을 분비하는 췌장의 부담을 경감시킨다. 또한 프로폴리스가 지닌 활성산소 제거능력은 당뇨병 진행을 억제하고 간장의 보호효과를 높인다고 알려져 있다. 따라서 프로폴리스를 복용하면 바이러스의 활동이 제한을 받고, 인슐린의 생산기능이 회복되어 당뇨병이 낫게 된다.

당뇨병의 합병증 환자들에게 프로폴리스를 마시게 한 결과 단기간에 좋아졌고, 대부분의 사람들은 완치되었다. 당뇨병이 심해 누워지내는 환자에게 하루 1그램씩 4~5일 복용시켰더니 병상에서 일어나 주위를 놀라게 한 사례도 있다.

진 통 효 과

프로폴리스는 천연 아스피린으로 불린다. 두통뿐만 아니라 개복수술 후의 통증 등이 가벼워지는 것도 프로폴리스의 효과다. 말벌에 쏘였을 때 프로폴리스를 바르면 통증이 없어지는 등 여러 가지 원인으로 생기는 통증을 가라앉히는 효과가 있다.

프로폴리스의 구성 성분을 토끼 각막으로 실험했을 때, 몇몇 연구에서 코카인의 3배, 프로세인의 52배나 강한 진통효과를 나타냈다. 이러한 진통효과는 프로폴리스의 구성 성분 중 pinocembrin, pinostrobin, caffeic acid ester 등에 의해 나타난다.

진통효과는 프로폴리스가 왜 여러 세대 동안 구강 및 인후염 등 목의 상처 치료제로 사용되었는지 말해 준다. 유럽에는 프로폴리스를 이용한 치과 진통 연고 특허가 있다.

화학적으로 합성된 진통제에는 부작용, 또는 습관성이 생기는 문제가 있다. 따라서 지속적으로 사용할 경우에는 점점 그 효과가 작아져, 사용량이 많아지고 그에 따른 부작용도 한층 심해지는 경우가 많다. 그러나 천연물질인 프로폴리스에는 그런 악순환이 없다는 것이 커다란 특징이다.

고 혈 압 및 혈 당 유 지 효 과

1988년 실시한 쥐 실험에서 농축된 프로폴리스 추출물은 혈압을 낮추는 효과뿐 아니라 혈액의 포도당 수준을 유지시켜주었다. 고혈압과 뇌혈관 장애, 심질환의 근본적인 원인에는 동맥경화가 있다. 지금까지 동맥경화는 콜레스테롤 등의 지방질이 동맥 내부

세포 벽에 부착돼 생긴다고 알려져 있었다. 그러나 최근의 연구에서 동맥경화의 근본원인은 활성산소에 있다는 것을 알게 되었다.

프로폴리스는 항산화작용에 의하여 활성산소에 대항하며, 동맥경화가 악화되는 것을 억제함과 동시에, 세포활성화작용으로 혈관자체를 부드럽고 튼튼하게 해준다. 프로폴리스에 함유되어 있는 플라보노이드는 모세혈관을 강화하고, 혈액흐름에서 고지방혈증을 억제하는 효과를 나타낸다.

프로폴리스에 있는 ATP 에네르기 물질이 필요 이상의 당분 섭취를 억제해 인슐린을 분비하는 췌장의 부담을 경감시킨다. 또한 프로폴리스가 지닌 활성산소 제거 능력은 당뇨병의 진행을 억제시키고 간장의 보호효과를 높인다고 알려져 있다.

심 장 혈 관   효 과

실험쥐에 심장 질병을 유발한 후 이에 대한 프로폴리스의 효과 실험이 실시되었다. 이때 강산화성 스트레스로 인한 심장문제를 유발하는 화학물질이 사용되었고, 심장근육의 해부는 물론, 다양한 방법의 생화학적 측정이 실시되었다. 이 연구에서 프로폴리스가 심장을 강산화성 스트레스로부터 보호한다는 결론을 얻었다.

치아 보호효과

프로폴리스의 항균효과, 염증방지 효과, 국소마취와 궤양방지 효과들은 모두 구강위생에 적용할 수 있는 효능들이다. 따라서 프로폴리스가 활성화되어 있는 동유럽과 일본에서는 프로폴리스를 함유한 치약이 널리 사용되고 있다. 최근 미국과 뉴질랜드, 호주에서도 프로폴리스 구강제품들이 출시되고 있다. 치약과 구강청결제, 사탕, 껌 등 그 응용범위도 넓어지고 있으며, 우리나라에서도 제품들이 개발되어 시판되고 있다.

다양한 천연물질을 만성 구강염의 치료에 응용했던 루마니아에서는 프로폴리스가 치주염과 구강점막염증에 유용할 뿐만 아니라, 상처를 방지해주는 효과가 탁월한 것으로 밝혀졌다.

류머티스 관절염

고질병으로 알려져 있는 류머티스 관절염은 주로 관절에 오지만, 신체의 어느 부위에나 올 수 있고, 증상 또한 다양하다.

류머티스의 발병원인은 인체에 유익한 단백질효소의 면역기능이 약해진 상태에서 나쁜 환경에 노출돼 유해물질로 변화되어 염증炎症을 유발시키는 것을 말하는 데 그 힘이 집단화될 때 류머티스를 발병하게 한다.

프로폴리스에는 생체 유익 효소반응을 상승시키고 유해산소를 제거해주는 플라보노이드와 미네랄이 다량 함유되어 있다. 그밖에 프로폴리스에는 혈액순환 촉진작용과 청혈작용, 소염작용이 있어 류머티스 관절염이 생길 수 없는 약알칼리성 체질을 만드는 데 효과가 크다.

이러한 사실은 루마니아의 토도로브와 바실레스 두 의학자에 의해 밝혀진 바 있다. 그들은 류머티스 환자 24명에게 프로폴리스를 복용시켰고, 23명은 호전되어 퇴원했다.

물이 차서 붓는 관절염 환자습성 5명에게 복용시켰는데 2명은 완치되어 퇴원하고 2명은 좋아진 상태였지만 1명은 진전이 없었다. 운동하기 힘들었던 관절염 환자 10명은 모두가 좋아져서 운동량을 높일 수 있었다.

암

프로폴리스에 암세포를 죽이는 성분이 들어있다는 것은 실험을 통해 입증되었다. 특히 주목해야 할 사실은 세포가 분열되고 증식할 때에만 그 성분이 작용한다는 것이다. 이는 활발한 증식을 되풀이하는 암세포에만 반응하고, 정상적인 세포에 끼치는 영향은 극히 적다는 것을 보여주고 있다.

암 치료법에는 사람이 원래 지니고 있는 면역력을 높이고 환자 자신의 저항력에 의해서 암과 싸우게 하는 면역요법이 있다. 프로폴리스가 면역기능을 높여준다는 실험결과도 보고되었다.

암세포나 바이러스에 감염된 세포는 혈관을 통하여 보통 12시간~24시간 조직 속을 떠돌다가 피브리나라는 막으로 둘러싸이게 된다. 그 시간 내에 프로폴리스의 효소가 암세포를 제압하고 피톤치드, 플라보노이드라는 성분이 살암작용을 한다. 따라서 치료를 위해서는 세포가 암세포화되기 전에 피브리나 막을 분해시켜야 한다. 이 같은 사실은 동물실험을 통해서 증명되었다.

항암제의 부작용 경감

항암제는 강력하기 때문에 암세포뿐만 아니라 정상적인 세포까지 파괴한다고 알려져 있다. 특히 항암제를 사용한 화학요법에서는 여러 가지 약을 같이 사용하기 때문에 서로 다른 성분의 항암제가 작용하여 상승작용을 한다. 그러나 프로폴리스는 정상세포에는 관여하지 않는다는 임상결과를 발표한 바 있다.

항암제와 병용하여 프로폴리스를 먹었더니 부작용이 가벼워졌다는 체험담이 많다. 이는 항암제로 인한 여러 가지 부작용들이 프로폴리스가 가지고 있는 진통작용과 세포활성화작용, 조혈작용, 그리고 다양한 작용들이 종합적으로 일어나 몸 상태를 개선시켰다고 봐야 한다.

우리가 알고 있는 암치료는 그 치료를 감당하기 위한 체력이 무엇보다 중요하다. 그러나 계속되는 치료로 면역력이 떨어지고, 그로 인해 치료가 중단되는 경우가 많다. 그러나 프로폴리스를 병용하면 항암제의 부작용을 경감시키고, 면역력을 증가시켜서 치료 효과를 증가시킨다. 화학요법과 병용할 수 있는 천연항생물질의 위력을 다시 한번 실감케 하는 중요한 임상사례가 많음을 기억하라.

propolis **003**

천연치료제로 더욱
각광받는 프로폴리스

방 사 선 암 치 료 후 유 증 크 게 줄 었 다

한국원자력연구소 조성기 박사는 2002년 한·일 자연의학 심포지엄에서 방사선을 쪼인 실험용 쥐에 프로폴리스를 투여한 결과, 방사선에 의한 세포 DNA 손상은 감소한 반면 혈액을 생산하는 조혈기능과 면역기능이 크게 향상되었다고 밝혔다.

암환자가 방사선 치료를 받을 때 가장 많이 나타나는 부작용은 정상적인 세포손상과 면역 및 조혈기능 저하다. 이 연구에서 프로폴리스를 투입한 후 쥐의 혈액 내 DNA 절단여부를 측정한 결과 DNA손상은 47% 억제되고, 조혈기능은 1백11% 회복시킨 것으로 나타났다. 특히 프로폴리스와 복합제를 사용할 경우 면역세포인 T세포와 NK세포가 각각 1백52%, 73~1백13% 증가하는 효과를 보였다.

조 박사는 방사선 치료의 후유증이 암치료 계속 여부를 결정짓는 중요한 관건이 되기 때문에 프로폴리스의 조혈 및 면역기능 보호효능은 매우 중요하다고 밝혔다.

위 암 과   위 염   유 발 인 자   헬 리 코 박 터 균   억 제

강원대 동물자원과학대 권명상 교수는 2002년 한·일 자연의학 심포지엄에서 프로폴리스가 위염과 위암 유발인자로 잘 알려진 헬리코박터 파이로리균을 억제한다는 논문을 발표했다.

박사는 헬리코박터균에 프로폴리스를 접촉시킨 결과, 세균증식을 도와주는 유리아제 생성을 30% 이상 억제했다고 발표했다. 그리고 이 연구에서 그는 프로폴리스의 주요성분인 플라보노이드가 헬리코박터균을 제거하는 항생물질 역할을 한다는 결론도 얻었다고 밝혔다.

재 조 명 받 는   천 연 건 강 식 품   프 로 폴 리 스

프로폴리스는 이처럼 금세기 초까지 특히 유럽을 중심으로 민간의약품으로 널리 사용되었던 천연항생물질이었으나, 페니실린, 아스피린, 설파다이아진과 같은 값싸고 구하기 쉬운 합성의약품이 발명되면서 잊혀지게 되었다.

그러나 인공합성항생제는 각종 부작용을 드러냈고, 병균의 내성문제가 제기되면서 내성이 없는 천연항생제인 프로폴리스가 자연의학자들에 의해 재조명받게 되었다.

프로폴리스가 본격적인 각광을 받기 시작한 것은 1966년 프랑스 소르본느 대학의 생화학 교수었던 레미 쇼빙Remmy Sauvin 박사의 연구논문 「프로폴리스의 임상효과에 대하여」가 발표되면서다. 이어 1970년 구 소련의 빌라누에바Villanueva 박사는 프로폴리스 속에 18종의 플라보노이드 성분이 들어있음을 밝혔다. 그밖에 항생제성분이 들어있다는 발표로 벌통 속이 무균상태로 유지되는 것은 바로 프로폴리스 때문이라는 사실이 밝혀지게 됐다.

요즈음 우리나라의 학계나 업계에서도 천연항생제에 주목하고, 우유를 생산하는 젖소의 유선염 치료제로 사용하고 있다. 이것은 합성의약품의 각종 부작용을 체험한 업계의 자구노력이라 할 수 있다.

프 로 폴 리 스 의   호 전 반 응

우리가 약을 복용할 때 부작용과 혼동하는 것이 바로 호전반응
이다. 동양의학에서는 명현이라 부른다. 명현은 한약을 복용한
결과 병상이 좋아지는 과정에서 부스럼, 습진 등 예기치 않은 반
응들이 일시적으로 나타나는 것을 말한다. 동양의학에서 중요시
되는 명현은 약의 효과를 나타내는 것으로 알려져 있다.

프로폴리스를 복용할 경우 병이 치유되는 과정에서 이와 비슷
한 반응이 일어나는 경우가 많다. 건강한 사람이건 질병이 있는
사람이건 신체의 일부 중 허약한 곳에 반응해서 나타난다고 생각
하면 된다.

주된 증상으로 얼굴이나 신체 일부분이 가렵거나 부스럼이 생
기며, 습진, 변비, 설사, 눈곱, 미열, 발진, 손발의 저림, 관절통,
두통, 식은땀이 나기도 한다. 물론 이러한 증상은 사람에 따라서
다르다. 프로폴리스 한 방울로 반응이 나타나는 사람이 있고, 많
은 양을 복용해도 반응이 없는 사람도 있다. 중요한 것은 이런 반
응들이 프로폴리스의 부작용이 아니라는 사실이다. 부작용은 증
상이 거듭되어 고통이 심해지는 데 호전반응은 한고비를 넘기면
그 후에는 편안해진다. 호전반응을 극복하면 점점 컨디션이 좋아

지고 개선되어 간다는 것을 스스로가 느끼게 된다.

호전반응은 지금까지 건강치 못했던 신체가 건강한 몸으로 바뀌는 단계에서 일어나는 반응이라 생각하면 된다. 따라서 원칙적으로는 계속 프로폴리스를 먹어도 되지만 걱정이 앞선다면 양을 줄이거나 일시 중지해서 증상이 가라앉으면 다시 먹을 것을 권한다.

프 로 폴 리 스 의   호 전 반 응 표

증 상	호전반응의 예
화분증	재채기, 비강鼻腔염증, 콧물, 가려움증, 눈곱
고혈압	일시적 혈압상승, 현기증, 얼굴이 달아오르고 성질이 조급해짐
저혈압	일시적 빈혈, 서맥徐脈, 발이 차고 피부쇠퇴, 신체 한 쪽의 냉감
대장염	일시적 변비증, 일시적 설사, 곱똥, 괴양성 출혈
비만증	둔통, 압통, 압박통
알레르기	물집이 생긴 모양의 습진, 가려움, 부기, 권태감
눈 질환	짓무름, 충혈, 가려움, 눈물, 눈곱, 가려움, 눈속 통증
두통	일시적 격통, 두통, 메스꺼움 등의 아픔, 옛 상처 부위의 통증, 악몽, 불안, 불면, 류머티즘, 관절통, 신경통, 나른함, 불면증, 망상, 침묵
만성피로	발열, 통증, 불면, 두통, 식은 땀, 좌우불균형, 허벅지 통증
당뇨	일시적 혈당상승, 숙변, 복부 팽만, 갈증, 냄새나는 땀

증 상	호전반응의 예
암	경련, 숙변, 부종, 검은 토혈, 검은 변, 미열, 불면
천식	통증, 고열, 두통, 근육의 쥐, 기침, 가래, 목 통증
간질환	전신 발진, 발바닥 발등 벗겨짐, 나른함, 식욕 없음
신장질환	귀울림, 현기증
위염·위궤양	식욕부진, 멍, 식은땀, 구취, 더부룩함, 나른함, 통증
심장질환	심계항진, 잔등의 통증, 가슴통증
폐질환	목구멍 통증, 식은땀, 잔등의 통증, 기침, 가래, 감기 기운
피부질환	뽀루지, 가려움증, 살갗 거침, 탈모, 붉은 반점, 습진, 삼백안
아토피	습진, 부종, 발진, 가려움, 짓무름, 발열
무좀	가려움증, 짓무름, 출혈, 부종, 진물의 이상 배출
비염(鼻炎)	일시적 후각상실, 콧물
켈노이드 체질	피부 반흔상 습진, 심술, 두통, 피로
근육스트로피	보행곤란, 여윔, 언어불량
치질	가려움, 통증, 부기, 일시적 출혈
중이염	불면, 귀울림, 초조감, 화농증, 난청, 어지러움
잇몸염증	부기, 통증, 잇몸출혈, 두통

프로폴리스 복용방법

프로폴리스는 인간이 제조한 물질이 아니라 천연물질이기 때문에 많이 복용해도 해는 없지만 대개 다음과 같은 기준으로 사용하면 된다. 기본적으로 사람 체중 5kg에 프로폴리스 1방울(캅셀 1정)을 표준으로 삼는다.

처음에는 3~5방울로 시작하여 추이를 살펴가며 조금씩 증가한다. 호전반응이 나타나면 증상을 살피면서 양을 줄이거나, 며칠 쉬었다가 다시 시작하는 것이 좋다. 어린이에게 먹일 경우에는 어른 분량의 반 정도가 적당하다.

사 용 량 의   대 략 적   기 준

구 분	건강관리용	질환이 있는 사람	중병(암, 당뇨, 고혈압 등)
아침	3방울(2~3캅셀)내외	10~20방울(5~7캅셀)	30방울 이상(10~15캅셀)
점심		10~20방울(5~7캅셀)	30방울 이상(10~15캅셀)
저녁	3방울(2~3캅셀)내외	10~20방울(5~7캅셀)	30방울 이상(10~15캅셀)
취침전			30방울 이상(10~15캅셀)

액상제품일 경우에는 반 컵 정도의 물(온수나 냉수)에 위의 양을 떨어뜨린 다음, 잘 섞어서 마신다. 시간이 없는 경우나 하절기에는 하루나 이틀 분량을, 동절기에는 3~4일 분량을 타서 냉장고(천연살균, 항생물질이므로 반드시 냉장 보관해야 할 필요는 없다)에 보관했다가 흔들어 마신다.

또한 현대인의 선호도에 맞춘 정제타입은 편리함 때문에 인기가 있다. 위의 표가 말하는 대략적인 양은 편의에 따른 것일 뿐, 절대치가 아니므로 평소보다 많이 마신다하여 부작용이 있는 것은 아니므로 걱정할 필요는 없다.

일본의 한 연구가에 의하면 프로폴리스는 많이 먹을수록 효과는 더 있다고 한다.암환자의 경우 1회 분량으로 80방울도 섭취한다. 그리고 가능하다면 공복반드시 공복일 필요는 없다에 순수한 프로폴리스를 마실 것을 당부하고 있다.

질 좋은 프로폴리스의 맛

프로폴리스의 질은 아주 조금만 맛을 보아도 어느 정도 알 수 있다. 질 높은 제품을 입에 넣으면, 처음에는 혀끝에 짜릿한 자극이 느껴진다. 그리고 이런 자극은 순간적으로 혀끝을 저리게 하고, 곧 없어져 상쾌한 맛으로 변한다. 이것이 액상 프로폴리스가 가지는 본래의 맛이다.

그런데 불순물이 함유된 프로폴리스는 눈으로 봐도 탁도가 느껴져 느낌이 다르다. 냉수나 온수에 타면 투명감에 현저한 차이가 있다. 진이 지나치게 많다든지, 미세한 가루형태의 불순물이 가라앉는 것도 있다. 또한 성분이 분리되어 좀처럼 녹지 않는 것도 있다.

눈으로 확인할 수 있는 다른 방법은 프로폴리스의 색깔이다. 질이 좋은 프로폴리스는 약간 노란색이 띤 갈색계열이다. 플라보노이드가 노란색을 띠기 때문에 쉽게 알 수 있다.

프로폴리스 효과

질 환	효 과
심장 및 순환기계질환	-빈혈증 -동맥경화증
호흡기계질환	-이비인후과계; 프로폴리스를 이용하여 가장 치료 효과가 높은 질병으로 만성이나 통증이 심한 급성 질환에도 효과가 우수하다. -인두염과 비鼻인두염 -비鼻카다르 -비염 -건초열(열성카다르); 주로 초여름에 발생하며 꽃가루로 인한 알레르기 현상으로 온갖 처방에도 증상이 호전되지 않을 때 프로폴리스를 투여하면 일주일 내에 치료가 가능하다.
기관지질환	-기관지염, 만성이며 격심한 기관지염 -기관지천식은 경구투여로 완쾌되지 않을지라도 증상을 크게 호전시킬 수 있다. -결핵은 프로폴리스를 보조치료제로 투여할 수 있는 질환이다.

질 환	효 과
비뇨기과질환	−비뇨기(방광, 신장)와 생식기(남성의 전립선염과 여성의 트리코모나스질염) 질환
소화계질환	−구강질환: 치주염, 설염, 구내염, 아구창, 치아 위생, 악취제거, 발치 후, 이앓이, 구강 모닐리아증 −위장질환(경구투여): 위염, 십이지장염, 위궤양, 대장염, 만성담낭염
피부과질환	−타박상, −상처(베인 상처 포함) −동상, 균열된 피부 −화상(햇볕에 탄 곳, 1도 화상) −종기, 부스럼, 여러 가지 화농 −정맥류, 욕창, 흉터가 쉽게 아물지 않을 때 −항문 및 항문 주위의 파열 −사마귀, 굳은살(못박힌 피부), 티눈(가벼운 티눈), 피부 경결 −상처와 해족종 −유아 접촉성 피부염, −습진 −건선(마른버짐): 중국에서 건선 환자 160명에게 프로폴리스제재를 복용시킨 결과 37명이 완쾌, 75명이 호전이라는 임상보고 −각질 피부, 주로 손바닥의 각질 −사상균병(버짐), −대상포진
신경정신과질환	−복잡한 경화증, −파킨슨씨병 −뇌혈관 결손, −신경성 식욕불량
기타	−신진대사기관: 일반적인 신체 결손 −내분비기관: 갑상선질환(특히 널리 퍼진 갑상선종과 결정모양의 갑상선종) −정골 혈관계: 류머티스 증상 −안과계: 안구의 염증 −다래끼, 눈썹염증

propolis **004**

프로폴리스의 놀라운
여러 가지 효능

아 토 피 성   피 부 염

자연환경의 변화로 대두된 것이 아토피성 피부염이다. 특히 어린아이에게서 많이 볼 수 있는 아토피는 피부과의 단골 질병이 되었다. 유아의 경우는 아이도 힘들지만 그것을 지켜보며 치료하는 부모가 더 힘든 병이다.

여러 가지 처방약을 바르고 먹지만 치료가 어렵다. 음식조절에서부터 청결은 기본이며, 가려움을 참아야 하는 등 유아에게는 너무나 어려운 치료과정이다. 아토피성 피부염은 생후 1~3개월의 갓난아기에서 사춘기까지 폭넓게 나타난다. 대부분 어른이 되면 없어진다지만, 성인 여성의 경우는 남성보다 많이 나타난다.

아토피성 피부염에 사용되는 스테로이드제는 일반적인 가려움증은 진정되지만, 곧 재발하고 사람에 따라서는 내장까지 악화되는 경우가 있다. 확실히 피부의 방어작용을 약화시키는 결점이 있기 때문에 오히려 낫기 어렵게 만드는 경우도 있다.

프로폴리스가 아토피에 잘 반응한다는 것은 여러 가지 체험사례들이 말해주고 있다. 아토피성 피부염 증세가 있는 사람은 프로폴리스를 마시고, 프로폴리스 연고를 바른다. 먼저 아침에 일어나서 식전에 반 컵의 물에 프로폴리스를 2~3방울 떨어뜨려 마시고, 점심 전에도 같은 양, 잠자리에 들기 전에도 마찬가지로 1일 3회 계속해서 1개월 정도 실행한다.

프로폴리스를 복용한 처음 2주간은 몸 전체가 가렵고 약간 붉게 부풀어오른 느낌에 통증이 있을 수 있다. 그러한 상태가 1주일 가량 지속되지만 프로폴리스를 계속 먹으면서 연고도 바른다.

이런 증상을 호전반응병이 낫기 위한 일시적인 악화상태이라 하며, 이 시기가 되면 곧 낫는다는 증거로 생각하면 된다. 호전반응은 1주일 단위로 반복될 수 있다. 그 후 1회의 양을 4~5방울로 증가하고 약 6개월 동안 계속하면 가려움증이 점점 사라지면서 호전반응도 없어지는 동시에 거칠었던 피부도 매끄럽고 깨끗해진다.

알 레 르 기 성 질 환 (비 염 , 화 분 증) 과 황 사

나날이 환경이 악화되면서 천식, 비염, 알레르기성 각종 질병, 화분증 등이 심해진다. 특히 실내의 먼지, 이른봄의 꽃가루 등에 의한 알레르기성의 감기는 지방보다 오염도가 높은 도시인이 걸리기 쉬운 질병이다.

갑자기 재채기가 나오면서 콧물이 흐르며, 심할 때는 재채기와 함께 눈물이 나는 경우가 있다. 이런 것을 경험하지 않은 사람은 이것이 얼마나 고통스러운가를 알지 못한다. 화분을 멀리 하고 조심하지만 항상 되풀이될 뿐이다.

프로폴리스는 원액을 물에 타서 마시는 방법 외에 묽게 타서 스프레이 용기에 넣어 사용하는 방법이 있다. 이 방법은 천식이나 알레르기성 비염, 화분증 등 알레르기성 질환으로 고생하는 사람들이 쉽게 사용할 수 있고 효과도 크다. 분무기는 가정에서 사용하는 다양한 제품을 사용해도 된다.

화분증으로 눈이 가려울 때는 눈에, 재채기나 콧물이 날 때는 코에 분무하는데, 그 효과는 이루 말할 수 없다. 알레르기체질이란 이물질이 체내에 침입했을 때 인체가 본래 가지고 있던 방위반응항원항체반응이 과잉되는 상태를 말한다. 그래서 알레르기의 원인물질을 알레르겐이라 하는데, 보통사람에게는 문제가 되지 않는다.

예를 들면 먼지나 공기 중에 떠 있는 화분이나 세균, 곰팡이 같은 흡입알레르겐과 계란이나 우유 등 식물알레르겐이 원인이 된다. 이들 알레르겐이 체내에 들어가면, 기관지가 경련을 일으킨다든지 점막이 부어서 분비물이 증가하고 이로 인해 호흡기관이 좁아져 심하게 기침을 하는 발작이 일어난다.

그러나 프로폴리스를 입 속에 분사하면 심한 기침도 감쪽같이 멈추는 것을 경험하게 된다. 이는 기침으로 상한 기도의 점막을 보호하는 역할을 한다. 다시 말하면 기도의 점막에 붙어 있는 병원균에 대해서 프로폴리스 성분에 함유된 항균, 염증방지, 마취효과나 세포재생효과 등이 대단히 유효하게 작용한다고 생각할 수 있다.

요즈음은 황사가 기승을 부린다. 특히 황사에는 인체에 유해한 물질이 많기 때문에 유아나 노약자 등은 외출을 삼가야 한다. 어린이들은 휴교 등으로 외출을 방지할 수 있지만 성인의 경우는 예외다. 직장으로 일터로 출근할 때는 마스크 등으로 차단하지만 공기로 숨을 쉬기 때문에 여간 어려운 일이 아니다.

그러나 황사가 심할 때에는 외출한 후 스프레이로 분무하거나,

프로폴리스 한 방울을 미지근한 물에 타서 헹구면 구강 소독에 탁월하다. 여기에 덧붙여서 마스크에 프로폴리스 액을 몇 방울 떨어뜨린 솜이나 가제를 넣어서 착용하면 한결 숨쉬기가 쉬워지며, 목이 아픈 증세에서 벗어날 수 있다.

감기가 유행하거나 특히 환절기 때 실행해 보면 바로 효과를 알 수 있다. 프로폴리스를 묽게 해서 그 물로 양치질하는 것은 한방과 마찬가지로 항생물질 등을 이용해서 감기 바이러스를 죽이는 것이 아니라 어디까지나 자연치유력을 최대한 발휘하기 쉬운 상태로 만들기 위한 것이다.

프로폴리스를 스프레이로 사용하는 방법은 먼저 원액을 묽게 해서 사용해야 하며, 원액을 옮길 때 금속제품이나 플라스틱 그릇은 피하고 도자기나 유리그릇의 스프레이를 선택해야 한다.

원액을 묽게 할 때는 보통 프로폴리스를 마실 때 쓰는 컵 등에 5~6방울의 원액과 물순수한 물, 깨끗한 물을 넣어 섞은 후, 이 묽은 액을 깨끗한 용기에 넣어서 보관하면 좋다.

소 아 천 식 ,   기 관 지 천 식

호흡기 질환으로 고생하는 사람들 중에 조속한 치료와 빠른 완쾌를 바라는 것이 바로 천식이다. 소아천식은 천식숨을 쉴 때 쌕쌕, 사악하는 소리가 남을 동반하는 호흡곤란의 발작이 특징이다. 이 발작은 기후와 온도변화에 깊은 관계가 있다.

계절적으로 봄, 장마철, 가을 등 기온이 고르지 못한 시기에 따뜻한 곳에 있다가 갑자기 찬 공기를 마신다든지 기온의 차가 심한 환절기에 찬 곳에 있다가 따뜻한 곳으로 갑자기 이동해 체온이 올라갔을 때에 발작한다.

아이들의 경우도 그렇지만 어른의 경우에는 자율신경이 불완전하거나, 걱정이나 스트레스가 발작의 원인이 되는 경우도 있다. 증상이 가벼울 때는 기침이나 재채기에 천식이 약간 동반하는 정도지만 중증이 되면 몸을 앞으로 쭈그린 자세를 하지 않으면 숨쉬기 곤란하다.

심해지면 치아노제산소결핍으로 입술이 자색으로 되는 증상을 일으키는데, 그냥 두면 생명에 위험을 주기 때문에 주의해야 한다. 현대의학에서 여러 가지 치료법을 시도하고 있지만, 결정적인 치료법은 아직 없다. 한방요법의 경우는 장기 복용하지 않으면 효능이 없음에도 불구하고 도중에 그만두는 사람이 대부분이다.

프로폴리스는 그 효과를 체험하는데 있어서 한방치료와 달리

즉효성이 탁월하다. 그래서 기관지천식으로 고민하는 사람들에게 프로폴리스를 목에 뿌리는 방법을 권한다. 이 방법과 아울러 물에 타서 마시는 방법도 병용하는 것이 좋다.

프로폴리스의 약효는 입 속의 세균을 죽이는 항균작용, 항염증작용, 소염작용 등이 유효하게 작용해서 심한 기침도 4~5회만 입 속에 뿌리면 점점 가라앉는다.

고 혈 압

만성질환 중 가장 큰 비중을 차지하는 고혈압은 나이가 들수록 혈관 노화에 따른 동맥 경직도가 높아지면서 발생빈도가 늘며 관상동맥질환과 신부전증 등 합병증도 노인층에 많이 발생한다.

최근 젊은 층으로 확산되고 있는 고혈압의 위험 인자에는 가족력, 음주, 흡연, 고령, 운동 부족, 비만, 짜게 먹는 식습관, 스트레스 등의 환경적, 심리적 요인이 있다.

프로폴리스는 동맥경화증이나 각종 심장병 등 순환기 계통의 질병에 개선효과가 있다는 임상사례가 있다. 고혈압에 걸린 사람은 두통이나 뻐근해진 어깨 등의 증상 등이 나타나지만 프로폴리스는 두통과 어깨 뻐근함을 완화시켜주며, 실제로 혈압이 개선되었음을 느끼게 해준다.

혈압약은 복용을 시작하면 평생을 먹어야 하지만 프로폴리스
는 증상을 가볍게 할 뿐만 아니라 혈압약을 서서히 줄일 수 있도
록 유도한다. 병세의 개선과정은 어느 정도 시간이 걸리지만 호
전되고 있다는 심적 안정감을 얻을 수 있는 것이 프로폴리스의
특징이다.

종 양 과 폴 립

프로폴리스에는 종양증식과 성장에 대한 억제효과가 있기 때
문에 폴립이 사라진다는 견해가 지배적이다. 모든 질병이 그러하
듯이 방광폴립도 주기적으로 정기검진을 받는다. 폴립은 재발이
공식화되어 있기 때문이다.

서양의학에서는 임상사례가 무엇보다 우선이기 때문에 생소한
민간약인 프로폴리스에 머리를 갸우뚱하는 것은 당연한 일이다.
한방에서도 생약의 단독성분은 알고 있지만 둘 이상의 혼합처방
은 어떤 성분끼리 작용해서 새로운 효과상승작용이나 상실작용 등를
낳는지 불분명한 점도 많다.

한방의 처방 자체가 복잡하다는 것을 알고 있기 때문에 프로폴

리스 성분이 여러 가지로 연구되어 단품으로 알고 있다 해도 그 것이 현대화학, 약리학 수준에서 어떠한가의 해답은 지금의 단계에서는 명확하지 않다. 그러나 프로폴리스 체험담을 들어보면 종양증식을 억제하는 작용과 폴립의 재발을 방지하는 효과가 있다는 결론에 도달하게 된다.

악 성 신 경 통

여성의 경우 호전반응으로 두드러기나 습진이 생기는 경우가 많다. 여성에게 많은 증상이나 사용법, 그리고 호전반응에 대해서 필요한 것만 간추려 소개한다.

악성 신경통으로 입퇴원을 되풀이한 50대의 주부는 캅셀과 액상의 프로폴리스를 사용했더니 1개월쯤에서 서혜부에 습진이 생겨 가려웠다고 한다. 습진은 3주간 계속되다 차차 나아 3개월 후에는 지팡이를 집고 혼자서 걸을 수 있게 되었고, 또 1년 후에는 지팡이 없이 걷게 되었다.

호전반응은 여러 가지로 특이하게 나타나는 경우가 많다. 그러나 괴로운 기간을 극복하면 호전되고 치유되기 때문에 그 신비함에 놀라지 않을 수 없다.

견 비 통 , 요 통 , 피 로 회 복

입욕법은 프로폴리스를 넣지 않아도 효과가 있지만, 프로폴리스를 넣으면 마음의 조급함이 진정되고 견비통과 요통에 효과가 있다. 그 이유는 프로폴리스의 정혈작용, 강심제로써의 약효가 피부 전체에 깊숙이 침투하기 때문이다.

· 탕 속의 물은 일반적으로 40~50도가 적당하다. 혈압이 높은 사람이나 심장병 환자 이외의 건강한 사람이면 고온욕도 좋으나 프로폴리스를 넣은 물은 39도 정도로 조금 식히는 것이 좋다. 2인용의 욕조면 1회 30그램 이상이상적인 양은 100그램의 프로폴리스를 탕 속에 넣으면 욕조 내의 물은 백탁白濁해진다. 최소한 20분 내지 30분 정도 몸을 담그면 혈액순환이 좋아지고 신진대사가 촉진되어 심신의 피로가 회복된다.

프로폴리스 탕 속에 들어가면 건강하지 못한 부위의 피부가 검게 변한다는 보고가 있다. 예를 들어 위가 약하고 식욕이 없는 사람의 경우에는 위 주위에 검은 반점이 생기고 뿌옇든 물이 검게 흐려진다.

프로폴리스 탕에 1일 2~3회 반복 입욕하면 위장 상태가 좋아져 식욕이 생기며 맛있는 식사를 할 수 있다. 상태가 좋아지면 프로폴리스 탕에 들어가도 위 부위에 검은 반점이 나타나지 않고 물도 흐려지지 않는다. 이러한 체험자는 많으며, 더욱 놀라운 것은 임파선 암으로 판명받았던 한 남성이 프로폴리스 탕에 들어갔다가 물이 검게 되어 놀랐다는 사례도 있다. 이 남성은 10회 정도 입욕 후 경과가 좋아졌다.

대 장 폴 립

프로폴리스의 제암작용 유무에 대해서는 논란이 있지만, 현재의 응용사례로써 효과가 확인된 것은 주목할 만한 가치가 있다. 다음은 입욕법으로 대장폴립 수술 후의 회복단계에서 진행이 순조로웠다는 체험자를 소개한다.

3년 전 대장에 생긴 폴립을 적출하는 수술을 했다는 남성의 경우로, 그는 한 달에 2~3회씩 프로폴리스 목욕을 하면서 매일 30방울 가량의 프로폴리스를 계속해서 복용한 결과 다음과 같은 효과를 보게 되었다.

탕 속의 물이 검어지면서 욕조 밑에 흑색 찌꺼기가 남았다. 이는 프로폴리스에 함유된 다종 다양한 약리적 효과가 피부에 흡수되면서 몸 속의 노폐물이 방출된 것으로 보인다.

이 남성의 경우는 호전반응도 나타나지 않았다. 그 후 대장검사에서 폴립은 찾아볼 수 없었고 신체에 이상이 없었다. 몸의 내·외부에서 프로폴리스의 약효가 있는 경우로 같은 병, 같은 증상의 사람에게 적용되는 것은 아니지만, 프로폴리스 약효가 잘 나타난 예로서 참고할 수 있다.

감 기 와   위 염

만성병과 고질병은 참고 견디는 끈기가 필요하다. 그러나 빨리 고치고 싶은 것 중 하나가 모든 병의 근원인 감기다. 우리 주위에는 감기가 유행하면 반드시 감기에 걸리는 사람이 있다.

프로폴리스는 항균작용뿐만 아니라 인플루엔자, 감기, 코, 기관지염증에도 효과가 있다. 프로폴리스에는 인플루엔자 바이러스의 증식을 억제하는 작용이 있기 때문에 요즈음 많이 응용되고 있다.

외국의 문헌에는 위나 소화기의 치료와 예방에 프로폴리스가 도움을 준다는 내용이 있다. 바쁜 생활과 나쁜 식습관으로 위염을 앓고 있는 환자가 증가하고 있다. 위가 튼튼하면 음식을 잘 소화시키기 때문에 건강한 육체를 얻을 수 있다. 위가 아파 고생하는 사람들은 식습관도 변화되어 있다. 자극이 없는 음식들로 가려먹게 된다. 그러나 몸은 모든 영양소를 골고루 필요로 하며, 보기에 좋아 보이는 음식이 먹고 싶어진다.

위가 튼튼하면 감기도 쉽게 낫는다. 영양분을 잘 소화시켜 흡수하기 때문이다. 프로폴리스는 위와 관련된 위염, 위궤양, 심지어 위암까지 잘 반응한다. 우리나라 연구진이 발표한 헬리코박터 파이로리균을 억제한다는 논문이 이를 뒷받침하고 있다.

프로폴리스를 처음 접할 때는 독특한 냄새 때문에 약간의 거부 반응이 있을 수 있다. 따라서 적응을 위해 우유나 음료수에 2방울 정도 떨어뜨려 마시기를 권한다. 이렇게 하면 냄새도 중화되고 마시기도 쉬워져 적응이 빠르며, 적응 후에는 깨끗하고 미지근한 물에 타서 마시면 된다.

화상의 염증, 화기 진정

「꿀벌과학」에는 프로폴리스의 살균효과에 대하여 다음과 같이 소개하고 있다.

"프로폴리스의 살균성은 각종 통증과 화상에 쓰이며 폐의 염증에는 흡입으로 큰 효과를 올렸다. 1967년 소련에서는 프로폴리스를 이용한 프로폴린 30이란 물질을 정식으로 인가하고 의학분

야에서 사용하게 되었다."

프로폴린 30이란 프로폴리스를 알콜에 용해한 30%의 용액이며, 외용에 바르는 약으로 쓰이는 것이다. 소련에서는 피부염이나 화상에 사용하는데, 프로폴리스에는 염증열이 나고 통증이 있는 병적 증상을 억제하는 효과와 항산화작용이 있기 때문이다.

화상이 생기면 먼저 찬물로 씻고 통증이 가라앉으면 곧 프로폴리스 액을 묽게 해서 환부에 바른다. 그러면 프로폴리스는 피부의 표면에 막처럼 퍼져서 외부 공기를 차단한다. 조금 달라붙는 느낌을 주지만 그것이 2차적인 산화방지 작용을 하기 때문에 통증이 없어진다.

프로폴리스는 염증을 제거하고 환부의 열을 없애 준다. 염증은 처음부터 몸 속에 있는 일종의 병적인 산화작용이다. 프로폴리스의 항산화작용, 다시 말해서 소염작용이 피부 표면에 유효하게 작용한다. 그것은 곧 꿀벌이 벌집을 수리·보강하고 피부로 침입하려는 세균을 차단하는데 프로폴리스를 사용하는 것과 같다.

주 부 습 진

주부습진은 흔하면서 치유가 어려운 피부병이다. 주부습진은 가사노동에 있어서 약간의 부주의뿐만 아니라 체질적으로 잘 발병하는 병이다. 처음에는 예사롭지 않게 생각하다가 나중에는 아주 심각한 상태까지 이르게 된다. 주부의 노동은 물과 뗄 수 없는 관계에 놓여 있다. 그래서 치유가 더 어렵다.

주부습진으로 고통받는 환자에게는 마유말기름에 프로폴리스를 혼합하여 습진 부위에 바르도록 권하고 있다. 마유를 구하기 어려우면 로션이나 크림을 피부에 바를 만큼 손바닥에 놓고 프로폴리스를 두어 방울 떨어뜨려 섞은 뒤 바르기노 한다.

마유 크림을 바르기 전에는 몸을 깨끗이 해야 한다. 목욕 후의 피부는 침투력이 좋아 효과도 빠르기 때문이다. 바르는 요령은 강하게 비비지 말고 살짝 칠하는 기분으로 발라야 한다. 잠들기 전에 바랐는데, 다음날 아침에 가려움증도 없어지고 붉은 구진상의 발진이 작아졌으면 효과가 있다는 증거다.

시작한 후 매일 반복해서 바르는 것이 중요하며 사람에 따라서는 1개월 정도 지나야 증상이 사라지기도 한다. 그런데 여기서 주의해야 할 점은 프로폴리스를 혼합한 마유를 바르는 동안은 항히스타민제나 부신피질 호르몬이 혼합된 크림이나 연고 사용을 삼가는 것이 좋다.

어 린 이 피 부 습 진

유아의 피부는 연약하기 때문에 약한 자극에도 민감하게 반응하고 습진을 일으키기 쉽다. 젖먹이는 입가나 귀 부근에 잔잔한 습진이 생기는 경우가 있다.

갓난아기는 머리부분에도 습진이 생기고 그것이 손발에 퍼져 물집이 생기며, 심하면 짓물러서 부풀어오른다. 손발에 퍼지기 전에 우선 프로폴리스 연고를 습진 환부에 살짝 발라주어야 한다. 심하게 문지르면 가려움증이 심해지고 습진도 악화되기 때문에 가급적 비비지 않도록 한다. 또 광범위하게 습진이 생겼을 때는 프로폴리스 연고를 바르고 가제로 덮은 뒤 붕대로 보호한다.

갓난아기의 경우, 잘잘 때도 땀을 많이 흘리기 때문에 항상 몸을 깨끗이 하고 1일 2회쯤 정성껏 발라 주면 습진은 차차 사라진다.

피 부 병

프로폴리스가 피부병에 효과가 있다는 것은 외국의 임상사례 전문지인 「꿀벌과학」에 소개되었고, 여러 가지 피부병에 널리 응용되고 있다. 러시아의 어떤 종합병원에서 실제 있었던 일이다.

그 병원에서는 680명의 피부병 환자를 프로폴리스로 치료했는데, 성공률은 약 70%에 달했으며 부작용은 전혀 없었다. 환자는 습진170명, 신경성 피부염312명, 영양불량성 궤양65명, 기타의 피부병133명으로 프로폴리스가 함유된 징크유Zinc Ointment와 연고를 사용해 다음과 같이 처치했다.

만성습진, 신경성 피부염 환자에게는 연고를 1일 1회씩 국부에 엷게 바르고 그 위에 붕대를 감고, 징크유는 매일 30~40방울씩 식전에 마시게 했다. 만성습진은 손등이나 발, 팔꿈치의 안쪽, 무릎 안쪽의 움푹 들어간 데에 습신이 나타나고 심하면 화농하는 경우도 있는데 치료를 시작해서 5~6일이면 고름이 적어지면서 피부가 부드럽게 되었다.

대부분의 환자는 탄력을 되찾았고 잠도 잘 오며 식욕도 생겼다. 치료는 약 1개월 간 계속되었다. 영양불량성 궤양 환자들 중에는 다른 약을 장기간 복용해도 효과가 없었으나 프로폴리스 연고를 궤양 부위에 바르니 상처는 소독되고 새로운 피부가 재생되면서 빨리 나았다.

프로폴리스 연고의 항균효과는 여러 체험사례에서 명확히 나타나고 있어 연구와 응용에 많은 관심과 흥미가 집중되고 있다.

욕 창

화상은 정도에 따라서 바르는 방법이 다르며, 욕창도 마찬가지다. 욕창의 경우는 욕창이 생기기 전이나 환부가 빨개진 상태일 때는 직접 환부에 바른다. 그 주위를 마사지하면 혈류_{피의 흐름}가 좋아져서 더욱 효과적이다.

욕창이 진행되어 환부가 짓무른 상태일 때는 먼저 환부 주위를 미지근한 물로 깨끗이 닦아낸다. 프로폴리스 연고를 가제에 묻혀서 환부에 붙이고, 주위에 마사지하듯 가볍게 바른다. 프로폴리스의 항균, 항염증작용이 욕창 부위나 그 주변에 병원균이 퍼지는 것을 막고 또 염증이 번지는 것도 막을 수 있다. 게다가 진통효과로 인하여 통증도 줄어든다.

무 좀

프로폴리스가 무좀에 좋다는 것은 강력한 살균력으로 백선균이란 곰팡이를 퇴치하고, 또 가려움증이 심하고 물집이 생기는 화농성 무좀에도 항염증작용이나 화농균의 증식을 억제하는 효과가 작용하기 때문이다.

무좀은 재발성이 강한 특징을 가지고 있기 때문에 무엇보다 꾸준히, 그리고 장기간 인내를 가지고 치료해야 한다. 무좀 치료를 위해서는 무좀 치료제와 병행하여 환부에 바르고, 프로폴리스를 마셔야 효과도 빠르다.

무좀은 재발이 잘되기 때문에 증상이 개선되었다고 중도에 포기하지 말고 완치될 때까지 지속해야 한다. 대개의 경우 약한 증상이면 3개월, 대부분 6개월 정도면 완치된다.

탈 모

정상인은 매일 50개 이상의 머리카락이 자연적으로 빠지고 새로운 모발이 재생된다. 그러나 매일 빠지는 머리보다 적은 수의 모발이 재생되거나 탈모의 진행이 빠르면 결과적으로 대머리가 된다.

20대에서 이마 쪽이 벗겨지기 시작해서 윗머리가 엷어지는, 흔히 말하는 젊은 민둥산은 남성 특유의 탈모증이다. 그러나 최근에는 여성에게도 탈모증이 증가하고 있다. 그 원인으로는 과도한 스트레스와 샴푸 후 청결상태가 꼽히고 있다.

러시아의 임상의가 독자적으로 개발한 프로폴리스 연고 등을 써서 탈모와 대머리에 효과가 있었다는 연구보고가 「꿀벌과학」

에 실렸다. 머리카락이 빠지는 것도 피부병의 일종이다. 따라서 프로폴리스가 무좀, 기미, 주근깨 등 다양한 피부병에 효과가 있다는 사실에서 탈모에도 좋다는 것을 알 수 있다.

구 소련에서는 오래 전부터 탈모증에 관한 프로폴리스 연구가 진행되고 있었다. 50명 이상의 모발관련 환자에게 프로폴리스가 30%인 연고와 프로폴리스 추출액을 사용해 실험했다. 연고를 매일 두피에 바르면서 마사지하고, 액상을 먹으면서 식사에도 신경을 쓰고 운동도 병행했다.

50명의 환자 중 약 37%는 부분적 탈모로써 54%가 광범위한 대머리, 9%가 전체적인 대머리였다. 치료는 1년에서부터 5년 이상 지속했는데, 82%의 환자가 효과를 봤고 완전 대머리 환자는 효과가 없었다. 머리카락이 재생된 일부 환자의 경우, 치료를 시작해서 2~3주 후에 머리카락이 나오고 그밖에는 1~6개월 후에 효과가 나타났다.

모발의 주성분은 단백질이다. 프로폴리스 마사지 외에 모발 발육을 위해 요오드나 탈모예방에 좋은 비타민 B$_2$를 충분히 섭취할 필요가 있다. 유황을 함유한 계란, 콩, 어패류, 요오드를 함유한 해조류, 비타민 B$_2$는 종실류, 버섯류 등을 식사 때 섭취하면 좋다.

요 통 과   생 리 통

생리통으로 고생하는 여성이 많다. 생리 때의 기본 증상으로는 대부분 두통, 복통, 요통, 유방의 통증, 불쾌감, 신경예민증상 등이 나타난다. 개인에 따라서 차이는 있지만 대부분 요통과 복통이 심하고 생리를 시작하면 2일째는 아침에 일어나는 것도 귀찮아진다.

요통이 심할 때는 자궁내막증, 자궁염증, 자궁근종 또는 자궁전후경굴 등을 예상할 수 있다. 생리통이 있을 때마다 여성들이 진통제를 복용하는데, 이것은 일시적인 효과뿐이고 근본적인 치료는 되지 않는다.

그래서 프로폴리스가 함유된 벌꿀요법을 권하고 있다. 프로폴리스는 벌꿀과 혼합해서 마시는 것이 가장 먹기 쉽다고 알려져 있다.

비타민이나 미네랄이 풍부하게 함유된 벌꿀은 진통작용이나 마취작용이 있는 프로폴리스를 섞어 마시는 것이 체력회복을 촉진하고 생리통을 부드럽게 하는 효과가 있음을 충분히 생각할 수 있다.

백혈병 치유와 부작용 경감

백혈병 진단을 받은 소녀는 4살 때부터 암과의 투병생활을 시작했다. 어린이의 혈액암 중에서 가장 흔한 급성 임파성 백혈병으로 진단받았다. 이 병은 기운이 없고 식욕이 없으며 탈수상태가 생기는 경우도 있다. 또한 코피가 나거나 백혈구 중 임파구가 이상 증가하고 과립구가 감소하며 감염 저항력이 저하되어 열이 나는 증상을 동반한다.

병원에서의 치료는 혈액의 흐름에 따라 온몸에 퍼진 백혈구 세포를 화학요법으로 몸 속 구석구석까지 약물을 침투시켜 사멸시키는 방법을 취한다. 화학요법 치료를 위해서는 체력유지도 중요하다. 그 때문에 몸의 상태를 가급적 빨리 개선시키는 것이 급선무다.

병원에서 실시하는 화학요법은 세포를 죽이고 조혈기능을 정상화하는 치료인데 쉽게 효과가 나타나지 않고, 부작용 때문인지 머리카락이 빠졌다.

소녀는 프로폴리스를 1회에 10방울, 1일 3회약 2그램씩 미지근한 물에 타서 마셨다. 처음 마실 때는 어른도 1회 10방울이 많은 편인데, 소녀의 경우 체력회복에 중점을 두고 양을 증가했다.

독특한 냄새가 있는 뿌연 물에 거부감을 드러냈지만 계속해서 마시면서 양도 늘렸다. 약 1년이 지나자 모발도 새로 나고 체력이 조금씩 회복되었으며, 무엇보다 병원치료의 부작용이 경감되는 징후를 보이기 시작했다.

요즘은 소아백혈병의 약제투여 등 치료방법이 진보되었지만, 그 효과가 누구에게나 똑같지 않으며, 부작용도 만만찮다. 병원 측은 갑자기 빨라진 회복에 놀라고 있지만, 프로폴리스의 정혈작용, 항균작용 등이 복합적으로 작용했나고 할 수 있다.

프로폴리스는 천연항생물질로써 탁월한 작용을 한다는 것에 다시 한번 놀라지 않을 수 없다. 특히 이전보다 병원치료가 고통스럽지 않다는 것은 프로폴리스의 효과라고 여겨진다.

변 비

현대인의 질병으로 변비를 들 수 있다. 병이라고 하기엔 경미하고 누구에게 이야기 할 수도 없는 부분이다. 그러나 직장인, 여성, 수험생 대부분이 변비로 고생하고 있다. 변비는 장내 유해균을 생성하기 때문에 건강에 해롭다.

변비는 앉은 채 오랫동안 일을 한다든지 운동부족, 정신적인 스트레스나 식사의 부조화, 불규칙적인 생활 등이 그 원인으로 일어난다. 선천적으로 장이 건강하지 못할 경우에는 과로나 스트레스가 변비로 나타난다. 변비가 심하면 피부가 거칠어지기 때문에 치료만으로도 깨끗한 피부를 유지할 수 있다.

프로폴리스는 장의 연동운동을 돕는 작용이 있다. 러시아에서는 기니피그실험용 쥐의 총칭의 장관에 프로폴리스 수용액을 첨가했더니 장을 지배하는 신경에 직접작용흡수력이 강해지고 수축기가 단축 됨했다는 실험 보고가 있다.

또 동유럽의 병원에서는 급성, 만성 대장염의 환자에게 프로폴리스용액30~40방울을 사용했더니 변비에도 유효했다는 의사의 임상사례가 있다. 프로폴리스가 변비에 잘 듣는 이유는 장의 연동운동을 촉진작용과 항균작용이 유효하게 작용하기 때문이다.

변비가 심하면 식물의 노폐물이 장벽에 붙어 건강을 침해하는 원인이 된다. 프로폴리스를 먹으면 항균작용에 의해서 장내의 유해물질을 없애는 결과를 가지고 온다.

여 드 름 과 프 로 폴 리 스 첨 가 화 장 품

루마니아에는 국제양봉대학이 있다. 놀라운 사실은 꿀벌에 관해 연구하는 대학이 있다는 점이다. 더구나 그 대학연구소에는 화장품 담당자도 있고, 다수의 여성연구자가 활동하는 등 꿀벌에 관한 연구에서는 역사가 있는 나라다. 루마니아에서는 프로폴리스 첨가 여드름 치료약이 판매되고 있다.

우리나라에서도 프로폴리스 첨가 화장품에 대한 관심이 높다. 자연에서 얻은 것을 그대로 사용하는 것이 세계적인 흐름이다. 프로폴리스와 같이 부작용이 없으면서 피부에 유효한 여러 가지 약효가 있는 민간약의 활용은 앞으로 더욱 활성화될 것이다.

이미 프랑스, 독일에서는 여드름이나 피부용 크림과 탈모와 두피 가려움증을 없애는 샴푸에 프로폴리스를 첨가한 예가 많다. 러시아에서는 여드름 치료제나 백발방지, 헤어 스프레이 등에 프로폴리스 추출액을 첨가한 상품이 출시되고 있다.

프로폴리스 첨가 화장품이 상품화되고 주목을 받는 이유는 항균작용이 피부세포 활성화와 항산화작용으로 이어져 기미, 주근깨, 사마귀 등에도 효과가 있기 때문이다.

기 미 와 주 근 깨

기미와 주근깨는 여성에게 있어서 피부미용의 고민 중 하나이다. 기미와 주근깨는 재생작용이 강하기 때문에 치료가 힘든 것으로 알려져 있다. 특히 주근깨에 대해서는 지금까지 완전한 치료법이 없다고 할 정도다.

그러나 프로폴리스면 그것도 가능하다는 임상사례가 있다. 나이가 들면물론 젊은 사람도 가끔은 있음 얼굴이나 손등에 갈색반점검버섯이 나타난다. 이것은 피부의 노화현상 중 하나이다.

기미나 주근깨가 생기는 것은 멜라닌 색소가 생성되기 때문이다. 젊었을 때는 활발한 신진대사로 인해 새로운 세포가 계속해서 만들어져 직사광선을 받아도 착색이 남지 않지만, 나이가 들면 남녀 모두 멜라닌 색소가 표피에 침착되어 기미나 주근깨가 생긴다.

기미가 많은 사람이 주위의 권유로 프로폴리스 혼합 마유를 바르게 되었다. 1개월쯤 지나자 기미가 없어진 것 같다는 말을 듣게 되었다. 자세히 거울을 들여다보니, 뺨에 있던 기미가 많이 사라졌다는 것을 알게 되었다. 그 후에도 계속 사용하고 있으며, 손등의 갈색반점에도 바르게 되었다.

젊은 여성의 경우, 햇빛에 그을린 뒤 기미가 남았다고 해도 프로폴리스 혼합 마유를 화장품 대신 바르면, 혈색을 좋게 하고 피부의 저항력을 증가시켜 회복이 훨씬 빠르다.

프로폴리스는 피부에 침투하여 신진대사를 활발하게 하는 작용은 있지만 직접적으로 피부를 희게 하는 작용은 없다. 하지만 피부에 적당한 윤기를 주어서 부드러운 살결을 유지시키는 것은 확실하다. 노인성 기미는 과산화지방질과 관계가 있다. 평소에도 프로폴리스 혼합의 마유를 사용하면 기미가 생기는 것을 억제할 수 있다.

불 면 증 과　향 기 요 법

프로폴리스에는 독특한 향기가 있다. 그것은 삼림의 수목이나 잎사귀에서 발산되는 성분인 피톤치드식물이 자기보호를 위해 발산하는 냄새로써 살균력을 지니며 삼림욕의 효과는 이 물질이 인체의 피로회복, 자율신경의 활성화 등에 작용한다고 함가 함유되어 있기 때문이다. 유럽 등지에서 프로폴리스가 삼림욕의 정수라고 일컬어지는 것은 피톤치드가 인간의 마음과 몸을 회복시키는 숲 속의 정수이기 때문이다.

불면증 치료제로 각광을 받고 있는 것에는 향기요법과 아로마 요법이 있다. 이 요법은 수면제를 사용하지 않고 자연스럽게 수면을 도와준다.

프로폴리스의 피톤치드 효과도 이와 같이 심신의 피로를 풀어 주고 편히 잘 수 있도록 유도한다. 잠을 못 이룰 때는 먼저 프로 폴리스 병 뚜껑을 열고 냄새를 맡도록 한다.

불면증으로 고민하는 사람은 꼭 프로폴리스 향기를 맡고 심호 흡과 손가락 마사지, 백회의 경혈을 자극해 잠을 잘 이룰 수 있도 록 한다. 잠이 안 온다고 초조해하기보다는 취침을 위한 분위기 를 조성한 뒤 프로폴리스를 활용하는 것이 좋다.

유 행 성   결 막 염

여름철이나 이상 기온으로 우리 주위에는 전염성이 강한 결막 염이 유행한다. 눈은 중앙의 각막부분을 제외하고는 결막이란 막 으로 싸여 있고, 이 결막은 눈의 가장자리에 붙어 있어서 염증을 일으키기 쉽다. 눈이 충혈되고 빨개지며 눈곱이 많이 끼는 증상 이 결막염이다.

결막염은 눈에 세균이 들어가서 생기거나 광학스모그, 겨울의 눈빛 반사, 여름의 강한 태양광선 등이 원인이 되는 경우도 있다. 유아나 초등학생 등 대부분 어린이들이 잘 걸리는 유행성 결막염 은 수영장에서 전염되기 때문에 풀pool성 결막염이라 부른다. 그러나 이것은 아데노바이러스에 의한 것으로 결막염뿐만 아니라 각막염도 일으킨다. 백안이 충혈되며 이물질이 느껴지고, 눈물이 많이 나는 것이 그 시초다. 병원에 가면 항생물질의 연고나 점안약을 주며 1~3주간 투여하지 않으면 안 되는데, 유행성 결막염에 걸리면 유치원이나 학교는 쉬게 하고 집에서 편히 지내게 해야 하다.

염증이 심할 때는 목욕도 금해야 한다. 그러한 증세가 있는 어린이에게는 안과치료와 병용해서 사용힐 수 있는 깃이 프로폴리스다. 프로폴리스의 장점 중 하나가 천연물질이기 때문에 병원치료와 병용해도 부작용이 없다는 점이다.

프로폴리스가 스프레이식으로 되어 있으면 간단히 뿌릴 수 있어 사용이 간편하다. 눈에 사용할 때는 잘 스며들기 때문에 아주 묽은 용액을 사용해야 한다. 프로폴리스의 항균작용, 염증을 억제하는 항염증작용으로 충분히 좋은 결과를 얻을 수 있다.

담 배 와   폐 암

질병치료와는 직접 관계가 없지만 암과 직접적인 연관이 있는 담배에 관해 이야기다. 담배를 비롯한 석유 등 화학연료의 연소에 의해 발생하는 타르는 발암물질로 분류되어 있는데, 그 예방에 프로폴리스가 유효하게 작용한다.

40세 이상을 암 연령 세대라고 부른다. 암이란 유아에서 노인까지 폭넓은 연령층에서 발병하고, 고령화되면서 암 진행 위험성은 높아지고 있다.

흡연과 폐암과의 관계는 밝혀지지 않았지만 담배를 피우는 양의 증가에 따라 폐암에 걸리는 위험성이 높다. 그러나 일생동안 폐암에 걸리지 않는 골초도 있지만, 의외로 담배를 피우지 않는 사람 등 간접흡연으로 인해 폐암에 걸리는 경우가 있다.

현대의학이나 의료기술 등의 발달로 조기발견 및 치료로 인하여 암은 근본적으로 치료할 수 있다. 그리고 예방과 조기발견으로 암을 극복한 사람도 많다. 그런 관점에서 담배에 함유되어 있는 타르화합물을 조금이라도 줄이는 것이 암 예방책이다.

필터 담배를 피워 본 사람은 필터의 흰 부분이 다갈색으로 변하는 것을 볼 수 있다. 담배를 피우기 전 필터의 앞부분에 프로폴리스를 한 방울 떨어뜨리면 색깔 변화가 거의 없는 것을 확인할 수 있다.

이 현상은 필터에 흡수된 프로폴리스가 얇은 막을 형성해 타르화합물을 흡수해버리기 때문이다. 필터에 프로폴리스를 떨어뜨려 피우면 맛은 다소 떨어지지만 건강을 조금이라도 염려한다면 견딜 수 있는 정도다.

일설에 따르면 프로폴리스에 함유된 플라보노이드는 체내에 들어가 타르화합물이 활성화하는 것을 막고 암을 예방하는 작용이 있다고 한다. 아무튼 담배를 지나치게 피우지 않도록 주의해야 하지만, 담배를 피우고 싶다면 타르화합물을 필터단계에서 제거시키는 프로폴리스를 이용해 볼 것을 권한다.

악 취 와 숙 취 예 방

직장인들은 업무의 특성과 스트레스로 한 잔씩 하게 되는 경우가 많지만, 자리에 따라 과음하지 않으면 안 되는 상황도 있다. 그럴 때마다 프로폴리스를 적절하게 이용하면 효과가 높다.

업무상 술을 마셔야 하는 사람은 프로폴리스를 술잔에 한 방울씩 떨어뜨려 마시면 취기가 평소보다 늦게 돈다. 프로폴리스를 술에 섞으면 술 색깔이 뿌옇게 되어 술맛은 변하지만 취기는 변하지 않으며, 악취나 숙취가 없다.

치 조 농 루   예 방 과   치 경 (齒 莖)   마 사 지

치조농루가 경증이면 치경 마사지가 좋다는 것은 널리 알려져 있다. 치경 마사지는 엄지와 인지에 청결한 가제를 두르고 치경 전체를 강하게 압박한다. 이때 거즈에 프로폴리스를 1~2방울 떨어뜨려 배어들게 한다. 염증이 있을 때는 통증이 있지만 마사지는 약 1분 정도 계속해야 한다.

서구에서는 옛날부터 프로폴리스의 살균력, 염증을 억제하는 항염증작용을 활용해서 구내염, 설염, 치은염, 치통, 치주염 등 입안의 모든 병, 특히 치경강화나 소독에 사용되어 왔다.

중국에서도 옛날부터 치조농루의 묘약으로 노봉방露蜂房을 사용했다. 노봉방은 벌집이란 뜻으로 여기에 대해 중국 고대의 약물강목에서 언급하고 있다. 세부적으로는 말벌집을 말하는 것으로써 그 책에는 이렇게 쓰여 있다.

"봉방은 수목 속, 혹은 땅 속에 많이 존재하는 지금의 노봉방이다. 이것을 만드는 벌은 황흑색으로 길이는 1촌寸의 크기로 소나 말, 사람이 독침에 쏘이면 죽을 정도로 앓는다."

약물강목에서는 그 독에 대해 말하고 있다.

"노봉방은 외과, 치과, 기타의 병에 사용한다. 어느 것이나 모두 그 독으로 공격하고 벌레를 죽이는 효력도 같이 사용하고 있다."

몸에 병이 있을 때에는 치조농루가 잘 낫지 않는다. 그럴 때는 몸의 증상을 먼저 치료하면서 치경증상도 낫도록 해야 한다. 옛 날부터 동서양을 막론하고 벌집에서 채취한 약을 사용한 것은 놀 라운 일이지만, 프로폴리스 원액은 치통을 진정시키고 치조농루 나 치경강화에 이바지한다. 또 치경과 함께 프로폴리스로 치아를 닦으면 하얗게 된다니 치아 때문에 고민인 독자는 꼭 한 번 시험 해 보기 바란다.

충 치 · 치 육 염 의   통 증

우리가 일상에서 견디기 힘든 통증 중에 충치로 인한 치통을 들 수 있다. 충치는 적극적인 예방책이 중요한데, 충치의 통증을 가라앉히기 위해 프로폴리스를 사용한다.

외국의 사례에 의하면 프로폴리스에는 항염증작용이나 마취작 용이 있어 치통에 효과가 있다고 한다. 치통으로 고생하던 사람 이 프로폴리스 원액을 손끝에 묻혀서 아픈 부위에 강하게 비볐더 니 30분이 지나지 않아 점점 통증이 사라졌다.

프로폴리스를 직접 손에 묻혀 치경까지 비벼도 되고, 핀셋에

탈지면을 끼워 프로폴리스액을 묻혀 직접 통증부위에 발라도 좋다. 그 다음에는 아픈 부위 주변의 치경에 비비면 통증이 점점 가라앉는다.

치 질

치질의 통증은 경험자가 아니면 모를 정도로 고통이 심하다. 치핵의 통증이나 출혈을 멈추기 위한 방법으로 프로폴리스와 마유 혼합 연고는 대단한 효과가 있다. 프로폴리스는 진통, 항염증, 살균에 효과가 있기 때문이다. 마유는 피부에 잘 흡수될 뿐 아니라 퍼지는 효과가 좋아서 프로폴리스만 사용하는 것보다 바르기 쉽다. 이 방법을 잡지사 기자에게 권하니 치질의 고통이 프로폴리스를 사용한 후 사라졌다고 한다.

치질은 되풀이해서 나타나기 때문에 안심하지 말고 계속해서 발라야 하며, 변비가 생기지 않도록 야채를 충분히 섭취해야 한다.

공기청정기, 에어컨 필터 사용으로 실내 공기 정화

프로폴리스에는 살균작용이 있고 삼림욕의 효과를 얻을 수 있는 피톤치드가 있다. 이러한 유효성분들은 건강한 생활을 지키기 위해서는 활용하고 싶은 것이다. 여기 좋은 예를 소개한다.

고도의 성장에 의하여 인간의 생활은 윤택해지나, 천연의 자연환경은 자동차의 배기가스나 소음, 공장에서 내뿜는 이산화탄소로 인하여 오염된다. 갈수록 도시는 밀폐되고 녹지는 사라진다.

대도시에서는 아파트가 증가하고 주거의 기밀성, 독립성도 높아지기 때문에 집안의 통풍이나 환기를 자주 하지 않으면 쾌적한 환경을 확보하기 어렵다.

통풍이나 환기가 나쁜 주거는 습기나 곰팡이, 진드기가 발생하여 집의 수명뿐만 아니라 인체에도 나쁜 영향을 미치고 있다. 실내 공기를 오염시키는 주요인은 담배연기, 먼지, 진드기, 곰팡이 포자뿐만 아니라 알레르기, 화분증의 원인이 되는 화분이나 세균 등도 포함된다.

실내의 탁한 공기를 흡수하는 것이 에어컨이나 공기청정기의 필터다. 공기청정기에는 접근기능이나 탈취력이 강하고 숲 냄새를 풍기는 장치들이 있다. 이 필터 부분에 프로폴리스 원액을 중앙과 가장자리에 뿌려놓으면, 필터에 붙은 실내 오염원들이 살균되고 냄새도 좋아지며 공기도 깨끗해진다.

propolis **005**

문답으로 풀어본
프로폴리스 세계

서구에서는 의약품인데 우리는 왜 건강식품인가?

여러 가지 증상이나 질병에 프로폴리스가 유효하게 작용해 전문의도 놀라는 효과가 있었다. 지금까지의 체험에서도 약효가 높다고 소개되었다. 국내 연구진과 외국의 체험사례, 의약품으로 제조되고 판매돼 많은 사람들이 이용하고 있다는 예도 소개했다. 이와 같이 놀라운 효능이 있음에도 불구하고 '왜 의약품이 아닌가' 라는 의문이 생기는 것은 당연한 일이다.

또한 프로폴리스가 주목받게 된 역사는 짧지만 체험사례가 많고 외국에서는 의약품으로 취급되기 때문에 건강보조식품으로

80

분류된 우리나라 상황에서는 의문이 생길 수밖에 없다.

양약은 약효가 있는 반면 부작용도 있기 때문에 그 점을 확인하고 안정성을 충분히 고려하지 않으면 안 된다. 또한 투여 양, 방법, 부작용예측, 알레르기성 유무, 안정성 조사, 동물 실험, 임상 실험 등을 포함한 다각적인 검토가 필요하기 때문에 막대한 자금, 인력, 그에 따른 기간이 필요하다. 그러므로 약으로 인정받기 위해서는 필요한 자료를 갖추어야 하는데 국내 양봉업자들의 자금력, 인새, 설비 등을 생각하면 엄두도 내지 못할 실정이다.

그러나 프로폴리스가 민간약, 민간요법으로 질병이 치유되는 체험사례가 많은 것은 사실이다. 이런 것을 종합적으로 생각해 보면 건강보조식품이라 해도 프로폴리스에 의한 체험사례는 확실하기 때문에 그 사실을 능가하는 것은 없다고 생각해도 좋다.

우리나라의 프로폴리스가 효과가 뛰어나다는데 그 이유는?

사계절이 뚜렷한 우리나라의 기후적 영향으로 꽃과 나무의 성장이 주기적이고 종류가 다양하기 때문에 상승효과가 뛰어나다는 국내 연구결과가 있다. 성장이 빠른 열대지방에서 자란 나무의 수액에서 채집된 프로폴리스보다 우리 토양에서 자란 수목이 수액의 응축효과가 있고 종류도 다양한 것으로 발표되고 있다.

프로폴리스 등급과 품질을 판별하는 방법은 무엇인가?

국내에서 프로폴리스를 추출, 상품화하기 전에는 원액의 대부분을 외국에서 수입했다. 산지에 따라 품질에 다소 차이가 있지만 그것은 프로폴리스의 성분 차이다. 그 동안 업계에서 가장 많이 수입한 것은 브라질산이며 중국, 호주산으로 이어진다. 그밖에 프로폴리스의 생산국으로는 아르헨티나, 칠레, 우루과이, 멕시코, 미국, 영국 등이 있다.

각 원산지는 자연환경이 천차만별이기 때문에 품질 차이는 조금씩 생긴다. 산지에 따른 프로폴리스 성분의 분석결과나 꿀벌이 채집해 오는 성분도 연구되고 있다. 프로폴리스는 원산지와 운송 등의 원가비용을 생각할 때 가격 면에서 다양한 차이가 있을 수 있기 때문에 좋은 상품을 선택하는 것이 무엇보다 중요하다.

일반적으로 프로폴리스의 품질이 좋지 않으면 그 효과가 약하다고 알려져 있다. 예를 들면 프로폴리스를 마신 후 목구멍이 거칠어지고 피부가 거칠어지는 경우가 있다. 또 입술에 수포가 생겼다는 호전반응과는 전혀 다른 증상들이 나타날 경우도 있다. 이러한 증상들이 생겨서 당황하는 경우도 많은 것 같다.

그것을 확실하게 판별하는 방법은 프로폴리스 원액의 원산지와 관계가 있는 좋은 프로폴리스의 선택방법을 참고하기 바란다.

좋은 프로폴리스의 선택방법은 무엇인가?

좋은 상품이란 품질이 좋고 안심하고 사용할 수 있는 믿을 수 있는 제품으로 그것을 판단하는 방법은, ① 원산지 표시가 기재되어 있는가 ② 용기는 무엇으로 되어 있는가 ③ 제조, 판매업자 이름이 기재되어 있는가 ④ 가격에 현혹되지 않을 것 등이다.

첫째, 제조회사나 판매회사다. 프로폴리스 원액의 생산국이 어딘가에 따라 품질이 달라지기 때문에 조악품도 나돈다. 어떤 것이 조악품인지 사용해 보지 않고는 모르는 부분도 있는데 그것을 판별하는 기준은 원산지명이 확실하게 표시되어 있는 것이 첫 번째 요점이 된다. 제조회사는 어느 나라의 프로폴리스 성분이 좋다는 것을 알고 있지만 사용자인 우리는 알지 못한다. 따라서 원산지를 표시하지 않은 상품은 가급적 피하는 것이 좋다. 또한 최

상품은 투명하고 찌꺼기가 없으며 향이 깨끗하다.

둘째, 용기의 문제이다. 프로폴리스 원액은 플라스틱 용기에 넣으면 성분이 변한다고 알려져 있다. 플라스틱 용기는 합성수지로 만들어지는데 페놀수지, 또는 비닐계수지 등은 프로폴리스 성분과는 잘 맞지 않는다. 따라서 시판되고 있는 상품 중에 가장 많이 사용되는 용기는 자외선을 차단하는 제품이다. 특히 유리제품에 들어 있는 프로폴리스는 품질이 안전하고 보존도 용이하다. 특히 휴대하기 쉬운 유리제품 스프레이 용기도 시판되고 있다.

셋째, 제조·판매회사이다. 용기나 포장 또는 설명서에는 제조, 판매회사의 이름이 기재되어 있고 주소나 전화번호가 있다. 그 중에는 회사명은 있어도 주소와 전화번호가 없는 상품이 있다. 이러한 상품은 사용상의 설명도 불만족스럽고 그 상품을 사용하는 도중에 일어나는 궁금증 등에 대해서 문의할 수 없다. 만약 최상의 품질로 최고의 제품을 만들었다면 끝까지 이용자의 입장에서 설명하고, 궁금증을 풀어 주는데 최선을 다할 것이다.

넷째, 가격이다. 프로폴리스 가격은 천차만별이다. 싼 것도 있지만 자세히 살펴보면 저렴한 대신 용량이 적을 수도 있다. 또한 원액의 함량에 따라 그 값이 달라진다. 용량과 원액의 함량은 프로폴리스 선택에 중요한 요소로 작용한다. 따라서 무작정 값이 싸다고 선택할 것은 아니며 실제로 구입하기 전에 여러 회사 제품을 비교해 보는 것도 좋은 방법이다.

마 시 는   기 간 과   횟 수 는   어 떠 한 가 ?

사람별 증상이나 질병의 종류에 따라 다르기 때문에 한마디로 딱 잘라서 말할 수는 없다. 예를 들어 감기증상이라 해도 인플루엔자와 일반 감기는 잠복기간, 발병원인, 증상, 열이 생기는 방법 등이 다르다.

병원체도 인플루엔자의 경우는 후두에 인플루엔자바이러스가 발견되는데 일반 감기는 인플루엔자와는 관계가 없다. 따라서 프로폴리스에 항균작용이 있다고 해서 그것을 기대하고 복용해도 치유되지 않을 수도 있다. 만약 감기가 나았다면 프로폴리스에는 체력회복을 촉진시키는 작용이 있고, 식욕이 왕성해져 증상이 개선된 것이라고 할 수 있다.

마시는 기간은 한마디로 나을 때까지 혹은 증상이 개선될 때까지이며 횟수는 기간과 비례한다. 하루에 마시는 횟수는 아침과 잠자리에 들기 전의 2회, 또는 낮까지 마신다면 1일 3회라는 사람들이 많다.

프로폴리스는 일반적으로 식품으로 인정되기 때문에 흔히 복
용이라기보다 마신다라고 표현하는 것이 옳다. 왜냐하면 복용이
라면 약이란 뜻이 나타난다. 그렇게 된다면 의사 또는 약사 등 전
문적인 지도가 필요하므로 생산회사의 설명서에도 복용이란 표
현은 쓰지 않는다.

치 유 되 었 을   때   곧   중 지 해 도   좋 은 가 ?

프로폴리스를 마시는 기간에 대한 질문에서 치유될 때까지라
고 말했는데, 나았다고 하더라도 곧 중지하지 말고 최소한 1주일
내지 열흘 정도는 계속하면서 양을 감소해 나간다. 사람에 따라
서는 나았다고 해도 건강유지를 위해 계속해서 마시기 때문에, 1
일 2~3회, 1~2방울 정도 꾸준히 마시는 것이 건강유지에 좋다.

건 강 한   사 람 이   마 시 면   어 떠 한   효 과 가   나 타 나 는 가 ?

건강한 사람이 하루에 두 번, 한 번에 1~2방울을 꾸준히 마시
면 건강증진과 질병예방 효과에 탁월하다. 물론 약간 더 증량해

도 좋다. 프로폴리스를 마신 뒤 나타나는 증상은 호전반응표에서도 자세히 설명했지만 건강한 사람의 경우는 다음과 같다.

과거에 병으로 많은 약을 먹은 일이 있다든지, 병이 있으나 경미해서 의사에게 가지 않고 약을 먹지 않아도 괜찮은 상태의 사람도 많다. 이러한 사람도 건강한 사람들의 범주에 넣을 것인가는 불문하고 현재 아무런 병상이 없는 사람이 프로폴리스를 마시는 경우는 어떠할까?

아주 건강한 사람 5명에게 프로폴리스 액상제품을 주고 1개월쯤 마시게 했다. 그 후 소감을 들었는데, 다섯 사람 모두가 같은 증상을 말했다.

① 몸이 나른하다.

② 대변 양이 많고 색이 거무스레하다.

③ 얼굴에 희적색의 반점이 나타난다여성의 경우.

대체로 이렇게 세 가지였다.

프로폴리스 연구센터에 문의했더니, 프로폴리스를 마셔서 나타나는 좋은 반응이라고 말해주었다.

자신은 건강하다고 생각해도 인간은 생체이기 때문에 어딘가 나쁜 곳이 있기 마련이다. 특히 우리가 살아가는 지구상의 자연환경이 날로 악화되고, 공기와 물의 오염 등이 심각해지고 있기 때문에 몸의 균형이 약해져 있으리라 짐작할 수 있다.

프로폴리스에는 드러나지 않는 우리 몸의 나쁜 부분을 표출시키는 작용이 있는지 알 수 없지만, 건강한 사람도 프로폴리스를 마신 후부터 감기에 걸리지 않고 쉬 피로하지도 않으며 몸이 좋아진다는 체험사례가 많았다.

컵에 묻은 프로폴리스는 어떻게 지우는가?

프로폴리스를 쉽게 마시는 방법으로 미지근한 물 또는 뜨거운 물에 타서 먹으라고 권하고 있다. 프로폴리스 연구센터에서는 보통 마실 수 있는 정도의 뜨거운 물50도~60도이면 성분변화는 없다고 했다.

컵에 묻은 프로폴리스 액은 밀랍 성분으로 잘 닦이지 않으나 주방용 중성세제를 사용하여 강한 수세미로 닦으면 잘 지워진다. 또한 탈지면에 알콜을 묻혀 닦아도 깨끗하게 지워진다.

다른 요법과 병용해도 좋은가?

결론부터 말하면 문제가 없다. 오히려 병용해서 더욱 효과가 있었다는 사례를 많이 듣고 있다. 앞에서 소개한 한방치료도 그 중 하나다. 또 침구치료를 병용하니 호전반응이 가벼워졌다는 예도 있다.

경혈요법도 효과가 있고 한약과의 병용은 앞에서도 몇 번이나 강조했듯이 신체적 내·외에 아무런 상관이 없다. 다른 민간약이나 식사요법이 좋은 것과 같이 프로폴리스는 다른 치료법을 돕는 역할을 할지언정 해는 결코 주지 않는다. 다만 좋다는 치료법으로 2~3주간 지속해 보고 호전반응이 나타나지 않을 때는 프로폴리스를 잠시 중지하는 것도 좋다. 프로폴리스는 한방약보다 효과가 빠르게 나타나는 경우가 많기 때문이다.

다른 요법과의 병용사례를 소개하겠다. 일본의 한 암환자는 방사선치료와 진통제 등의 알약을 다량 복용하고 있었다. 그런데 프로폴리스를 병용하니 더욱 효과가 좋아졌다고 한다. 프로폴리스는 다른 약과의 부작용보다 치료를 돕는 작용이 강한 예라고 할 수 있다. 신이 내린 기적의 천연항생제가 바로 프로폴리스임을 다시 한번 상기한다면 틀림없이 병용에 대한 자신감이 생길 것이다.

프로폴리스의 보존기간과 보존방법은 어떠한가?

보존기간이나 보존방법은 약효와 관계 있기 때문에 중요한 문제다. 일반적으로 감기 약이나 비타민제 등의 정제는 직사광선을 받지 않는 시원한 곳에 보관하면 오래 간다.

약은 대체로 1년 내에 사용할 수 있는 양을 비치하는 것이 좋다. 프로폴리스의 경우는 약효가 있다는 것은 알고 있어도 취급상 식품으로 되어 있기 때문에 1년 이내에 모두 사용하는 것이 좋다.

프로폴리스 제조회사에 의하면 보존기간과 효과관계제조회사에서는 약효란 말은 약사법상 강조하지 않음에 대해서 자세한 자료가 없다는 전제하에 1년 이상 보존해도 품질에는 하등의 문제가 없다고 한다.

그러나 액상은 섬유질을 함유하고 있어 어느 정도의 침전물이 가라앉기 때문에 잘 흔들어서 쓰면 되고, 품질이 확실한 프로폴리스 제품이라면 문제가 없다.

일반적으로 주의할 사항은 사용 후에는 반드시 뚜껑을 닫아야 하며, 직사광선은 피하고 습기가 없는 시원한 곳에 잘 보관하도록 한다.

신비의 천연항생물질

프로폴리스 요법

초판 1쇄 발행   2010년 9월 30일
초판 4쇄 발행   2015년 8월 20일

엮은이   프로폴리스 라이프
발행인   권윤삼
발행처   도서출판 산수야

등록번호   제1-1515호
주소   121-826 서울시 마포구 월드컵로 165-4
전화   02-332-9655
팩스   02-335-0674

ISBN 978-89-8097-219-7   00510

값은 뒤표지에 있습니다. 잘못된 책은 바꾸어드립니다.